L·E·O Verlag ist ein Imprint der Scorpio Verlag GmbH & Co. KG,
herausgegeben von Michael Görden

MIX
Papier aus verantwor-
tungsvollen Quellen
FSC® C084279

© 2015 L·E·O Verlag in der Scorpio Verlag GmbH & Co.KG, Berlin · München

Redaktion und Textbeiträge: Emely Brockhaus, Hanna Lipp, Daniela Graf
Umschlaggestaltung: Wrage GmbH, Hamburg | www.wrage.de
Umschlagmotiv: © Fotolia: Photocrew
Satz & Layout: Wrage GmbH, Hamburg | www.wrage.de

Illustrationen und Fotos: © Fotolia: Alexilly (S. 10, 12, 18, 22, 24, 27, 29, 35, 36,
37, 38, 43, 45, 46, 48); MP2 (S. 11); Corinna Gissemann (S. 15), Brent Hofacker
(S. 16/17, 29); Edenwithin (S. 20); Veneratio (S. 21); Sergii Figurnyi (S. 25);
Maya Kruchancova (S. 26); Handmade Pictures (S. 28, 55); Lily (S. 30);
Oleksajewicz (S. 31); Iuliia Metkalova (S. 32/33); Emmi (S. 35); Exclusive-Design
(S. 37); Tim UR (S. 39); Karaidel (S. 44); Es75 (S. 47); Sarsmis (S. 49);
Stephanie Frey (S. 50, 54); Olhaafanasieva (S. 51, 56); Fabs (S. 53); Africa Studio
(S. 58); Yevgeniya Shal (S. 59), © Shutterstock (S. 41, 42)

Druck und Bindung: Print Consult GmbH, München
ISBN 978-3-95736-044-1

Herausgegeben von Greta Lipp

Vegan leben Paleo

Zurück zur ursprünglichen Nahrung

L·E·O

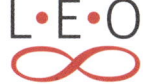

Inhaltsverzeichnis

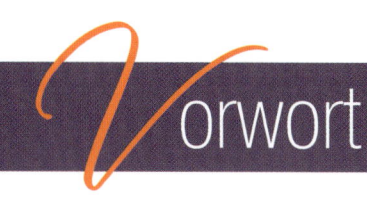

Vorwort

»Das Schönste an unserem Körper ist,
dass er tief innen weiß, was wir wirklich brauchen,
um gesund und glücklich zu sein.«

Louise Hay

Immer mehr Menschen entscheiden sich für einen veganen Lebensstil. Sie folgen damit einer Bewegung, die zunehmend an Bedeutung gewinnt. Dieser Entwicklung hat sich auch der konventionelle Markt angepasst: So steigt die Auswahl entsprechender Lebensmittel in herkömmlichen Supermärkten, vegane Restaurants finden sich mittlerweile in nahezu allen größeren Städten, und auch vegane Pflege- und Beautyprodukte haben Einzug in die Regale der Drogeriemärkte gehalten. Der Trend schließt auch Kleidung mit ein – eine wachsende Zahl an Herstellern verzichtet inzwischen auf tierische Inhaltsstoffe in ihren Textilien und Schuhen.

Die vegane Entwicklung hat vornehmlich zwei Ursachen: Zum einen wollen immer mehr Menschen ihre Lebensqualität verbessern und von den gesundheitlichen Vorteilen einer rein pflanzlichen Ernährung profitieren. Zum anderen ist er Ausdruck eines zunehmenden Unbehagens etwa an Massentierhaltung und am ungebremst steigenden CO_2-Ausstoß in die Atmosphäre. Das Bewusstsein für Herkunft und Inhalt unserer Nahrungsmittel wächst. Der vegane Lebensstil entspricht einem wachsenden Bedürfnis nach einem verantwortungsvollen Umgang mit den Ressourcen der Erde und nach Respekt gegenüber allen fühlenden Wesen.

Zuallererst aber bedeutet vegan, sich für eine konsequent pflanzliche Ernährung zu entscheiden. Und veganes Essen ist so reich an Antioxidantien, Ballaststoffen und Vitalstoffen, dass es auf unseren Organismus wie ein Jungbrunnen wirkt. Denn vegane Kost ist leicht verdaulich, beschleunigt den Stoffwechsel und belohnt uns zudem mit einer kaum für möglich gehaltenen Vitalität.

Die Vorteile für Mensch und Umwelt sind nachweislich immens. Es scheint daher fast logisch, dass sich heute immer mehr gesundheitsbewusste Menschen vegan ernähren möchten.

Trotzdem ist es nicht immer ganz einfach, diese neue Lebensform in den Alltag zu integrieren. Die beiden Fragen, die sich dabei am häufigsten stellen, lauten: Wie verträgt sich mein neuer Lebensstil mit meinem bisherigen persönlichen Umfeld? Und: Muss ich dann nicht ständig auf etwas verzichten?

Die hinter diesen Fragen stehenden Sorgen sind verständlich, aber sie lassen sich in der heutigen Zeit spielend ausräumen. Denn noch nie war es so einfach, sich als Veganer abwechslungsreich, gut und wirklich lecker zu ernähren. Inzwischen sind fast überall Kräuter und Gemüsesorten aus aller Welt erhältlich. Nahezu täglich kommen neue, köstliche vegane Alternativen zu herkömmlichen Lebensmitteln auf den Markt. Selbst Kleinstadt-Supermärkte reagieren auf diese Entwicklung. Und in schwierigen Fällen hilft ein Blick ins Internet. Hier finden sich gleich mehrere etablierte Online-Unternehmen für pflanzliche Spezialitäten. Der Verzicht auf alle tierischen Inhaltsstoffe in der Nahrung wird kompensiert durch eine Fülle an gesunden und substanziell reichen Rohstoffen, Speisen und Zutaten, mit denen wir nach Herzenslust ausprobieren, experimentieren und Neues entdecken können.

Mit unserer Reihe »Vegan leben« wollen wir motivieren, inspirieren und vor allem ganz praktisch zeigen, wie unkompliziert, wunderbar und vielfältig der vegane Alltag heute sein kann.

So auch mit der veganen Variante der Steinzeitdiät – Paleo. Was sich auf den ersten Blick zunächst gegenseitig auszuschließen scheint, passt in Wahrheit gut zusammen. Zwar ist tierisches Eiweiß eine der Hauptkomponenten in der Paleo-Ernährung. Doch sieht man von Fleisch, Fisch und Eiern einmal ab, entsprechen alle anderen Bestandteile der veganen Ernährungsphilosophie. Im Vordergrund stehen frische, unverarbeitete, biologisch angebaute oder wildgewachsene Nahrungsmittel.

Dabei geht es um Achtsamkeit gegenüber unserer Ernährung und darum, ein gutes Bewusstsein dafür zu entwickeln, dass unser Körper genügend Ruhe- und Entspannungpausen bekommt. Veganes Paleo, auch als »Peganismus« bekannt, ist eine gesunde und ausgewogene Kombination aus pflanzlichen kohlenhydratarmen und glutenfreien Nahrungsmitteln mit dem Fokus auf grünem Gemüse, Salat, Obst und Nüssen.

Greta Lipp

»Mein Körper wird mit jedem Bissen gesünder und kräftiger.«
Louise Hay

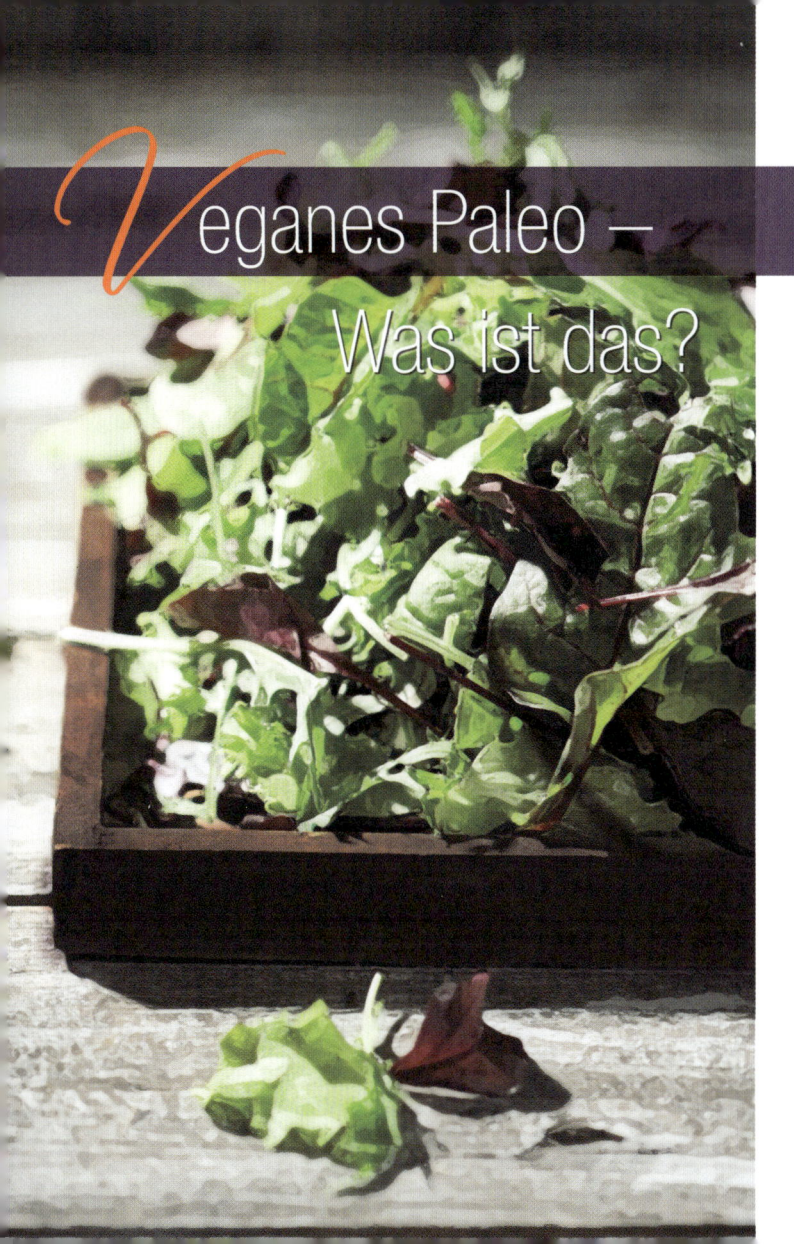

Veganes Paleo – Was ist das?

- Mehr Energie

- Bessere Schlafqualität

- Stabiler Blutzuckerspiegel

- Gewichtsabnahme bzw.
  Halten des Gewichts

- Reinere Haut und gesünder
  aussehende Haare

- Höhere geistige Leistungsfähigkeit

- Weniger Verdauungsprobleme

- Vermindertes Risiko für
  Zivilisationskrankheiten wie
  Herzleiden und Krebs

- Stärkeres Immunsystem

- Gesündere Darmflora

- Weniger Allergien und Entzündungen

- Niedriger Cholesterinspiegel

Vorteile des veganen Paleo

Paleo – (Aussprache: pa'lâo) von griech. παλαιός (palaios) »alt«. Ableitung von »Paleolithic«, dem englischsprachigen Fachbegriff für die Altsteinzeit bzw. das Paläolithikum. Der Terminus bezieht sich auf eine populäre Ernährungsform, die auf an den Lebensgewohnheiten der Steinzeit-Menschen basiert.

Paleo & Ernährung

Bei Paleo, auch Steinzeitdiät genannt, geht es darum, die Ernährung und den Lebensstil zu finden, die am besten zu unseren genetischen Voraussetzungen passen. Wir orientieren uns dabei an den Ernährungsgewohnheiten unserer Vorfahren, die als Jäger und Sammler lebten. Wissenschaftliche Untersuchungen zeigen, dass diese deutlich kräftiger gebaut waren und weniger Krankheiten hatten, als jene Zeitgenossen, die nach der Agrikultur-Revolution gelebt haben. Forscher stellten fest, dass nach der Einführung von Getreide und Milchprodukten Zivilisationsleiden wie Herz-Kreislauf-Erkrankungen, Osteoporose und Diabetes schlagartig zunahmen.

Natürlich müssen wir nicht selbst wie unsere steinzeitlichen Vorfahren unser Gemüse und Obst sammeln. Im Mittelpunkt steht bei Paleo vielmehr eine auf unseren Stoffwechsel optimal abgestimmte Ernährung. Und das bedeutet, dass wir darauf verzichten, industriell verarbeitetes Essen zu konsumieren. Das gilt auch für Nahrungsmittel, die aus der modernen Landwirtschaft hervorgehen, wie eben Milch- und Getreideprodukte.

Der Fokus der Paleo-Ernährungslehre liegt auf einer hohen Lebensmittelqualität und Nachhaltigkeit. Denn proteinreiche, kohlenhydratarme Ernährung hilft bei Gewichtsproblemen, schenkt Energie und senkt zudem das Risiko für viele Zivilisationskrankheiten.

Eine ausgewogene vegane Paleo-Ernährung kann – in Kombination mit genügend Schlaf und regelmäßiger Bewegung an der frischen Luft – den Körper in ein gesundes Gleichgewicht zurückführen. Paleo unterstützt uns beim Abnehmen, lindert Allergien und schützt uns vor vielen Zivilisationskrankheiten, da unser Körper keine unnötig verarbeitete Industrienahrung mehr aufnehmen muss. Dazu gehören Zucker, Gluten in jeglicher Form (Brot, Getreide und Nudeln) sowie Getreide und getreidebasierte Lebensmittel oder raffinierte Öle, synthetische Zusätze, Farbstoffe und Geschmacksverstärker. Und um all diese Dinge müssen wir uns bei einer ausgewogenen Ernährung glücklicherweise keine Sorgen mehr machen: Denn der Paleo-Speiseplan sieht sie einfach nicht vor! So findet die Natur ihren Weg zurück auf unseren Teller.

Die Natürlichkeit unserer Lebensmittel, ihr Anbau und ihre Herkunft stehen im direkten Zusammenhang mit einer neuen Achtsamkeit: »Was führe ich meinem Körper zu? Wie viel Nahrung braucht mein Organismus?« Dazu gehört natürlich auch die bewusste Wahrnehmung und das Eingehen auf die eigenen Bedürfnisse: »Bewege ich mich genügend? Verbringe ich genügend Zeit an der frischen Luft und in der freien Natur?«

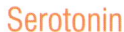

Serotonin

Serotonin wird nicht zufällig als »Glückshormon« bezeichnet. Produziert unser Körper zu wenig von diesem Botenstoff, sind wir schlecht gelaunt oder ängstlich. Im schlimmsten Fall leiden wir unter Migräneanfällen, Panikattacken oder Depressionen. Wir können die Serotonin-Ausschüttung im Gehirn durch tägliche Spaziergänge oder noch besser durch Sport im Freien anregen. Auch die Auswahl unserer Lebensmittel hat einen nicht unerheblichen Einfluss. L-Tryptophanreiche Samen wie Sonnblumenkerne, Sesam, Amaranth, aber auch Pilze und Datteln fördern die Bildung des Wohlfühlhormons.

Nicht nur die Paleo-Theorie, sondern auch unser Körper sieht sich immer noch durch die steinzeitliche Umgebung streifen, immer auf der Suche nach mineral- und vitalstoffreicher Pflanzennahrung. Was bedeutet das genau für unser Gehirn und seine Serotoninarbeit? Pflanzliche Nahrung, so häufig wie möglich in Form von Rohkost oder Smoothies und entsprechende Bewegung in freier Natur sind das Arbeitsmaterial, das unser Gehirn benötigt, um uns das für uns lebenswichtige Serotonin liefern zu können.

Die Wahl der richtigen Fette

Fette sind wichtige Energielieferanten für den menschlichen Organismus. Entscheidend ist jedoch, welche Sorte wir unserem Körper zuführen, denn Fette unterscheiden sich in ihrer Struktur und Verwertbarkeit. Dadurch wirken sie völlig unterschiedlich auf unseren Stoffwechsel. Da unser Körper jedoch in der Lage ist, gesättigte Fettsäuren selbst herzustellen, sollten wir darauf achten, Fette hauptsächlich in der ungesättigten Variante zu uns zu nehmen. Letztere haben zudem einen ausgleichenden Einfluss auf den Cholesterinspiegel.

Unterschieden wird zwischen einfach und mehrfach ungesättigten Fettsäuren. Gute Quellen für einfach ungesättigte Fettsäuren sind Olivenöl sowie Avocados. Die essentiellen, also mehrfach ungesättigte Fettsäuren, werden in Omega-6- und Omega-3-Fettsäuren unterteilt. Sie sollten in einem ungefähren Verhältnis von 3:1 zueinander stehen. Sie haben eine anti-entzündliche Wirkung, können sogar rheumatoide Beschwerden lindern. Essentielle Fettsäuren stecken vor allem in Lein-, Walnuss-, und Distelöl sowie in Nüssen und Avocados.

Da Öle oft in einem aufwändigen Prozess hergestellt werden müssen, was der Paleo-Philosophie widerspricht, sollten wir am besten Olivenöl mit dem Siegel »Natives Olivenöl Extra« von höchster Bio-Qualität verwenden. Das gewährleistet, dass es kaltgepresst wurde.

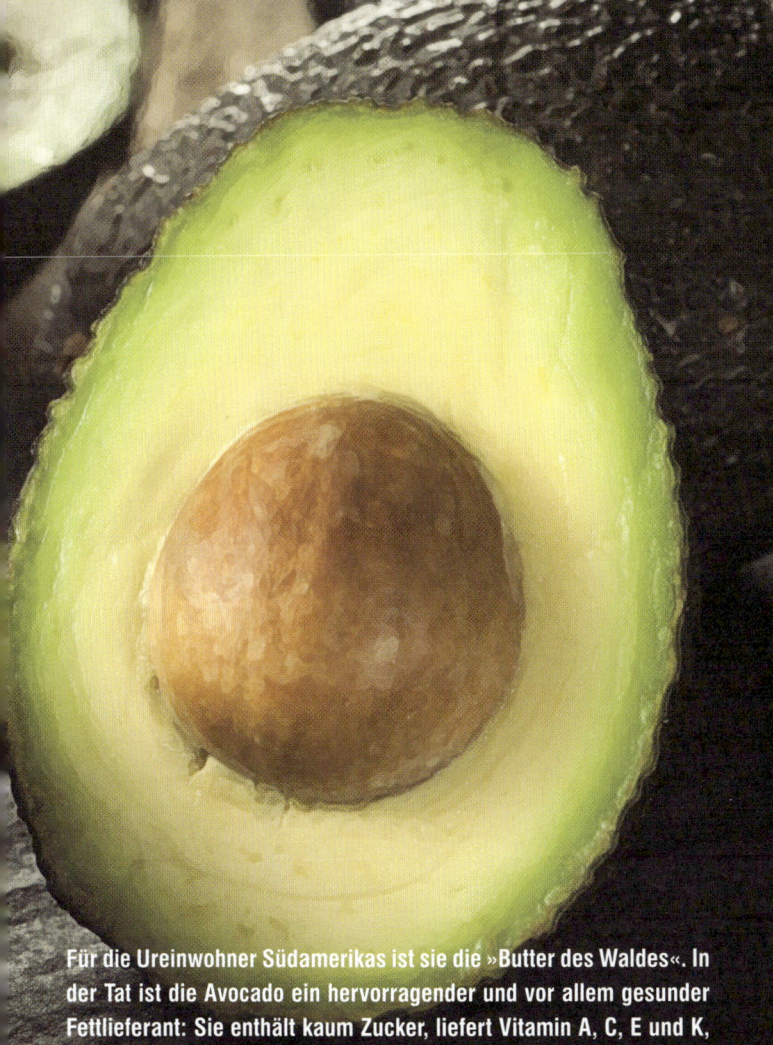

Für die Ureinwohner Südamerikas ist sie die »Butter des Waldes«. In der Tat ist die Avocado ein hervorragender und vor allem gesunder Fettlieferant: Sie enthält kaum Zucker, liefert Vitamin A, C, E und K, Folsäure, Kalium und Magnesium. Und rund 75 Prozent ihres Energiegehalts besteht aus den drei genannten Fettsäuregruppen. Das wiederum hilft dem Organismus dabei fettlösliche Vitamine aus Obst und Gemüse besser aufzunehmen.

Paleo & Natur

Wir sollten den Einfluss der Natur auf unseren Körper und unsere Seele nicht vernachlässigen, sondern ihn ernst nehmen und ihm entsprechenden Raum geben. Aufenthalte in permanent lauter Umgebung tragen dazu bei, dass wir nicht mehr abschalten können, da unser Gehirn ständig mit Reizen überflutet wird. Studien zeigen eindrucksvoll, dass Bewohner von grüneren Stadtteilen bzw. ländlichen Gegenden weniger unter Depressionen, Nervosität und Ängstlichkeit leiden und ein niedrigeres Stresslevel aufweisen. Wer nicht gerade in einer grünen Oase lebt, sollte deshalb so oft wie möglich nahegelegene Parks oder Wälder aufsuchen und Körper und Seele eine wohltuende grüne Auszeit gönnen.

Das für uns lebenswichtige Vitamin D wird zudem von unserem Körper nur unter dem Einfluss der Sonne gebildet. Dieses Vitamin ist an wichtigen Regulierungsprozessen in unseren Zellen beteiligt. Durch einen Vitamin-D-Mangel erhöht sich unser Krankheitsrisiko erheblich. Umso wichtiger ist es, sich so häufig wie möglich tagsüber im Freien aufzuhalten.

Zeit in der Natur senkt den Blutzuckerspiegel

Wir wissen heute, dass das Risiko, an Diabetes zu erkranken deutlich sinkt, wenn wir uns regelmäßig in der Natur aufhalten. In Studien wurden Ernährungsstil, Einkommen, Aktivität und Bevölkerungsstruktur berücksichtigt. Doch all diese Faktoren hatten offenbar weniger Einfluss auf das Befinden des Einzelnen, als die Natur und ihre wohltuende Wirkung auf unsere Gesundheit.

Zeit im Freien hilft uns zu tiefem, entspanntem Schlaf und wir wachen am nächsten Tag erholt auf. Unser Gehirn regeneriert sich in der Natur, unser Blutzuckerspiegel kann sich regulieren. Und nach Outdoor-Aktivitäten sind wir auf natürliche Weise müde und entspannt. Denn ganz nebenbei bauen wir dabei noch jede Menge schädlicher Stresshormone ab.

Paleo & Bewegung

Das Stichwort heißt »Outdoor Training«: Die Vorstellung, eine Runde durch den Wald zu drehen, sei es nun joggend oder spazierend, dabei die frische Luft zu genießen und die meditative Stille auf sich wirken zu lassen, erzeugt bereits ein besseres Gefühl, als sich im Geiste in einem Fitnessstudio auf einem Laufband, die Trainingsminuten rückwärts zählend, wiederzufinden. Der Paleo Sport, immer an unseren fitten Vorfahren gemessen, beinhaltet idealerweise zwar auch Krafttraining, aber alles in einem natürlichen Rahmen.

Die Vorteile liegen auf der Hand:

- Das Training ohne Geräte ist problemlos nahezu überall möglich.
- Wir bewegen uns während der Übungen völlig natürlich. Das heißt, wir arbeiten mit alltagsnahen Bewegungsabläufen. Das erhöht unsere Belastbarkeit und minimiert unser Verletzungsrisiko.
- Wir bauen Muskeln auf und steigern unsere Kondition auf natürliche Weise.

Inzwischen haben sich viele verschiedene Trainingsprogramme in diesem Bereich etabliert, die vor allem durch ihre einfache Handhabung und ihren geringen Zeitaufwand beliebt sind.

Da Paleo generell einen natürlichen, ursprünglichen Umgang mit unseren körperlichen Ressourcen vorsieht, eignen sich fernöstliche Sportarten und ganzheitliche Bewegungslehren, wie Yoga, Pilates oder die Feldenkraismethode. Welches Training man auch betreibt, man sollte immer auf genügend Ruhe und Entspannung achten, um sich wieder zu regenerieren. So gesund sportliche Betätigung auch ist, der Mensch braucht Ruhephasen, um Muskeln und Gelenke nicht zu sehr zu strapazieren.

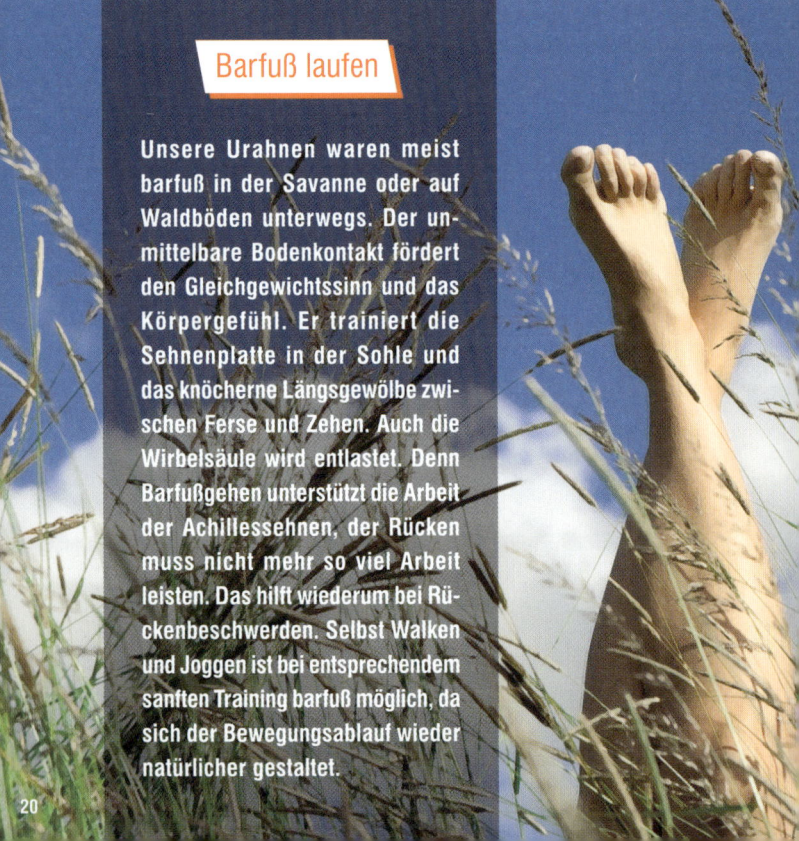

Barfuß laufen

Unsere Urahnen waren meist barfuß in der Savanne oder auf Waldböden unterwegs. Der unmittelbare Bodenkontakt fördert den Gleichgewichtssinn und das Körpergefühl. Er trainiert die Sehnenplatte in der Sohle und das knöcherne Längsgewölbe zwischen Ferse und Zehen. Auch die Wirbelsäule wird entlastet. Denn Barfußgehen unterstützt die Arbeit der Achillessehnen, der Rücken muss nicht mehr so viel Arbeit leisten. Das hilft wiederum bei Rückenbeschwerden. Selbst Walken und Joggen ist bei entsprechendem sanften Training barfuß möglich, da sich der Bewegungsablauf wieder natürlicher gestaltet.

Paleo & Schlaf

Was hat gesunder Schlaf mit Paleo zu tun? Viel, denn im Schlaf führt unser Körper wichtige Reparaturprozesse durch und kann sich regenerieren. Und um diese Wartungsarbeiten erledigen zu können, stellt er die meisten seiner Funktionen komplett um. Im Tiefschlaf nimmt die Herzfrequenz ab, der Blutdruck sinkt, die Atmung wird flacher und langsamer, die Muskeln entspannen sich. Gleichzeitig wird jetzt das Wachstumshormon Somatropin ausgeschüttet. Zudem werden die Nieren-Rezeptoren vermehrt mit dem Hormon Renin befeuert, um ihre Funktion zu erhöhen. Dadurch werden Schadstoffe schneller aus dem Blut gefiltert. Unser Immunsystem wird gestärkt, Selbstheilungsprozesse finden statt, Muskeln werden aufgebaut und Fett verbrannt. Und unser Gehirn räumt auf: Es speichert wichtige Informationen und Gelerntes im Langzeitgedächtnis ab.

Doch wie viel Schlaf brauchen wir? Optimal sind laut Forschern sieben bis acht Stunden. Generell gilt: Bei der richtigen Anwendung und Dosierung ist Schlaf für unseren Körper das beste Medikament – ganz ohne Nebenwirkungen. Und was brauchen wir, um gut zu schlafen? Dunkelheit ist das Wichtigste. Unser Gehirn schaltet dann am besten in den Schlaf-Modus um, wenn es mit so wenig Lichtreizen wie möglich konfrontiert wird. Smartphones, Tabletts etc. sollten wir deshalb aus dem Schlafzimmer verbannen.

Zur Ruhe kommen wir am besten in gut gelüfteten Räumen bei einer Temperatur von ca. 16 Grad. Und wenn wir dann noch abends auf den Genuss von Kaffee und Schwarztee verzichten, haben wir die besten Voraussetzungen für guten Schlaf geschaffen. Wenn wir gar nicht abschalten können, hilft laut Studien monotones Schäfchenzählen am besten. Oder ein Melissen-Hopfen-Tee.

»Vollkommene Gesundheit ist mein natürlicher Seinszustand.«

Louise Hay

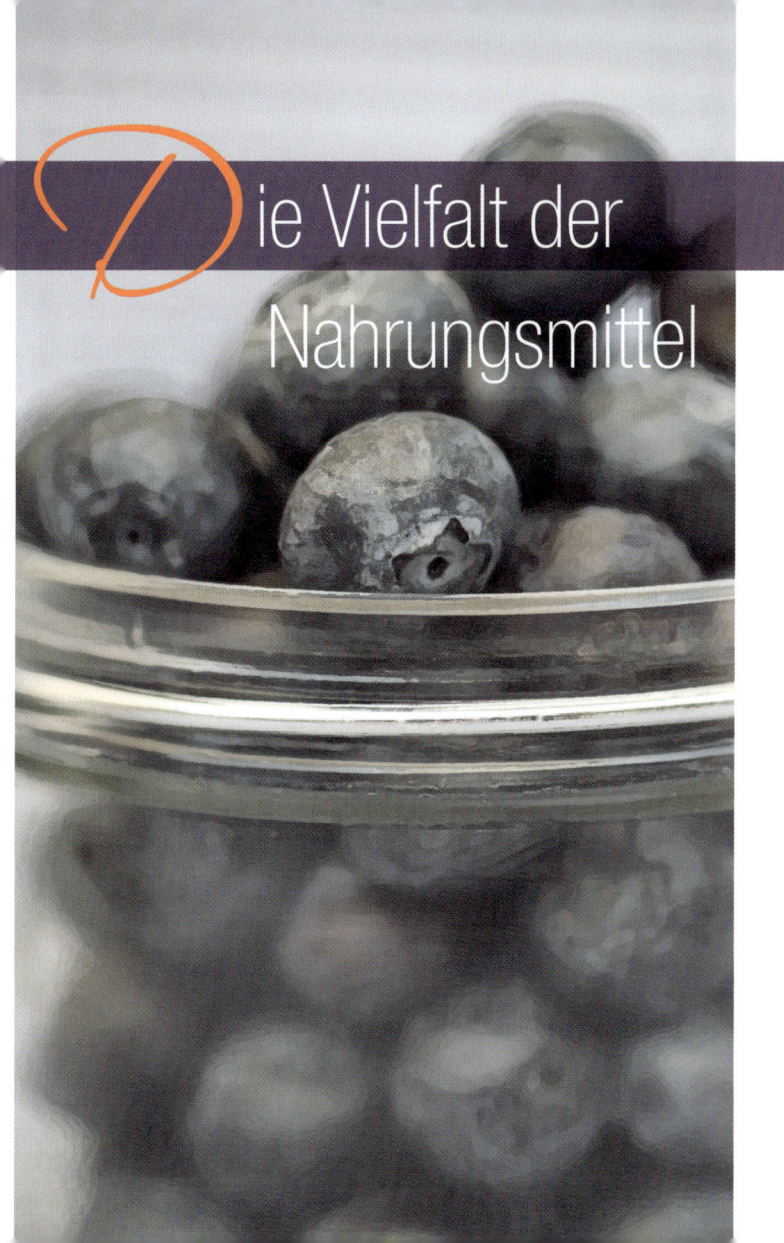

Die Vielfalt der Nahrungsmittel

Gemüse

Gemüse sollte, zusammen mit geringen Mengen Obst, natürlich den Hauptanteil beim veganen Paleo ausmachen. Superreich an Antioxidantien, Vitaminen und Mikronährstoffen bieten diese kleinen Wunder der Natur eine unglaubliche Vielfalt an unterschiedlichen Geschmacksnuancen. Natürlich ist es sinnvoll, sich über die Herkunft unserer Lebensmittel zu informieren und regionale zu bevorzugen. Allerdings sollte trotzdem immer die Vielfalt und vor allem die Qualität der jeweiligen Produkte im Vordergrund stehen. Denn es geht vor allem darum, dass wir alle wertvolle Nähr- und Vitalstoffe zu uns nehmen. Glücklicherweise liegt die Wiederentdeckung alter Gemüse- und Obstsorten inzwischen voll im Trend. Dieser Tatsache verdanken wir eine größere Auswahl an köstlichen Gemüsesorten, die auch roh ein kulinarisches Highlight sind. Heute haben wir die Möglichkeit, zwischen Rohkostgerichten oder Garmethoden wie Dämpfen, Braten oder Dünsten zu wählen. Und zu genießen, was uns schmeckt.

Grün, grüner, gesund

Grünes Gemüse sollte täglich auf dem Speiseplan stehen, denn es ist besonders reich an Nähr- und Vitalstoffen, wie z.B. Kalzium (wichtig für Knochen und Zähne) und Magnesium (wichtig für Nerven, Muskeln und Herz). Dazu kommen Spurenelemente, vitalisierende Mikronährstoffe, wie Vitamin A, C und K, Folsäure, B6, Kupfer, Kalium, und essentielle Aminosäuren. Zudem versorgen uns grüne Gemüsesorten mit einer Extra-Porttion Chlorophyll. Und das ähnelt im Aufbau unserem roten Blutfarbstoff Hämoglobin. Somit ist der Konsum von chlorophyllhaltigem Gemüse und Kräutern ein einfacher Weg, unser Blut gesund zu halten, es zu entgiften und mit wichtigen Nährstoffen zu versorgen.

Die Vorteile der Rohkost

In der heutigen Praxis versteht man unter dem Begriff Rohkost jede frische, nicht hoch erhitzte und unverarbeitete pflanzliche Nahrung. Die Bandbreite der roh zu verzehrenden Lebensmittel reicht von Obst über Gemüse bis hin zu frischen Kräutern, selbst gezogenen Sprossen und Keimlingen und natürlich auch Samen, Nüsse, Mandeln, Avocados und sogar Sauerkraut und Oliven. Die Vorteile der Rohkost bestehen darin, dass der Körper dadurch, dass die aufgenommene Nahrung nie über 42 Grad erhitzt wird, mit allen Vitalstoffen des jeweiligen Lebensmittels in seiner reinsten und unveränderten Form versorgt wird. Dadurch bleiben auch wertvolle Enzyme erhalten. Sie sind wichtige Biokatalysatoren, die an allen Stoffwechselvorgängen beteiligt sind und die die Grundbausteine, die für unseren Körper notwendig sind, aus der Nahrung erschließen. Sind diese Enzyme aufgrund zu hoher Erhitzung der Nahrung zerstört, muss unser Körper zur Verdauung auf körpereigene Enzyme zurückgreifen – und betreibt somit Raubbau an sich selbst. Sinnvoller ist es daher, möglichst oft zu naturbelassenen Lebensmitteln zu greifen.

FOLSÄURE

Folsäure gehört zu den B-Vitaminen und ist maßgeblich an den Vorgängen der Teilung und der Neubildung von Zellen beteiligt. Da unser Körper ständig neue Zellen produziert, spielt Folsäure eine entscheidende Rolle. Besonders grünes, ungekochtes Gemüse verfügt über einen hohen Anteil dieses wichtigen Vitamins.

Pilze – das Fleisch des Waldes

- Pilze sind eiweißreich, verfügen über einen hohen Gehalt an Mineralstoffen. Als »Fleisch des Waldes« sind Pilze nicht nur eine gesunde Alternative zu tierischem Eiweiß, sondern auch zu dessen Ersatzprodukten auf Soja-Basis. Auch sie sollten möglichst nur in geringen Mengen konsumiert werden.

- Pilze liefern kostbares Vitamin D und Vitamin B2.

- Pilze bestehen zu rund drei Viertel aus Wasser, haben einen hohen Gehalt an Enzymen, aber kaum Fett.

- Die meisten Speisepilze regulieren den Säure-Basen-Haushalt, unterstützen das Immunsystem und harmonisieren die Blutfettwerte.

- Durch ihren Ballaststoffgehalt wirken sie sich positiv auf unsere Verdauung aus.

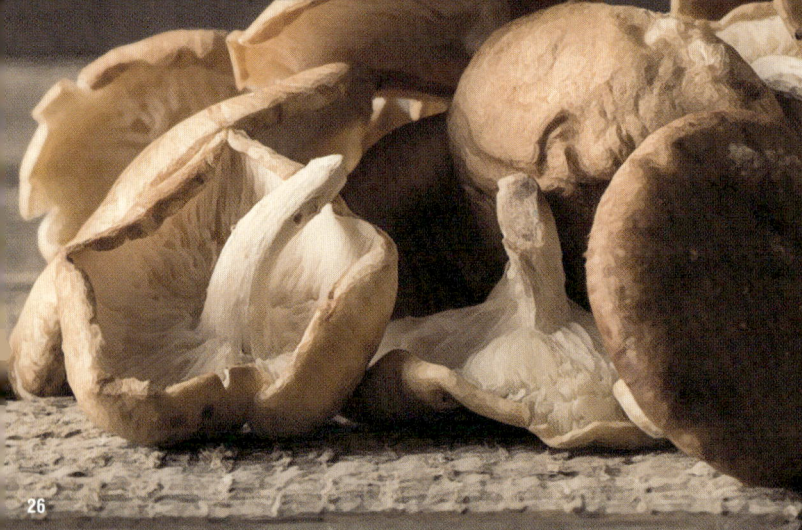

Obst

Keine Frage, Obst ist generell eine gesunde Wahl. Auch bei Früchten und Beeren gilt: Alles, was wir lokal und saisonal kaufen können, ist perfekt. Obst sollte zwar täglich auf unserem Speiseplan stehen, da es jedoch viel Fruktose enthält, sollten wir nicht allzu große Mengen davon zu uns nehmen. Denn der Zuckeranteil des Obstes kann leicht als Fett gespeichert werden. Glücklicherweise kommt Fruktose in Früchten & Co. immer in Kombination mit Ballaststoffen vor, die diese Speicherung verlangsamen und so die Belastung für die Leber verringern. Am besten wählen wir deshalb Sorten, die bei einem relativ hohen Ballaststoff- einen geringen Fruktoseanteil aufweisen.

Obst mit wenig Fruktose

Beeren: Sie enthalten relativ wenig Zucker und weisen im Vergleich zu anderen Früchten den höchsten Anteil an Ballaststoffen auf. Zudem sind sie reich an Vitaminen und Antioxidantien.

Äpfel & Birnen: Auch diese Obstsorten haben wenig Zucker, dafür einen hohen Ballaststoffanteil. Auf der sicheren Seite sind wir mit grünen Äpfeln. Denn sie enthalten generell weniger Fruktose als ihre roten Pendants.

Aprikosen & Pfirsiche: Sie sind sehr gute Vitamin C- und Ballaststoffquellen. Einzige Ausnahme: ihre deutlich süßere Verwandtschaft – die Nektarinen.

Kirschen: Ihr Zuckeranteil ist zwar etwas höher, aber der Gehalt an Antioxidantien und Ballaststoffen ist vergleichbar mit dem der Beeren.

Grapefruit: Die meisten Zitrusfrüchte enthalten viel Zucker – die Grapefruit bildet eine Ausnahme.

Nüsse & Samen

Nüsse und Samen versorgen uns mit viel gutem Fett und einer großen Bandbreite an gesunden Mineralien und Vitaminen. Dazu gehören z. B. Magnesium, Phosphor, Eisen und Zink sowie B-Vitamine, Folsäure und Vitamin E. Daher sind sie unverzichtbarer Bestandteil einer ausgewogenen Paleo-Ernährung. Allerdings haben Nüsse und Samen in der Regel einen hohen Anteil an Omega-6-Fettsäuren. Da die mehrfach ungesättigten Fettsäuren Omega-6 und Omega-3 idealerweise immer in einem Verhältnis von 3:1 stehen sollten, kann es durch übermäßigen Verzehr von Nüssen zu einem Ungleichgewicht der beiden Fettsäuren kommen. Eine Handvoll Nüsse pro Tag gilt als grober Richtwert. Zudem sollte wir daran denken, wie unsere Vorfahren ihre Nüsse gegessen haben – sicherlich nicht gesalzen oder mit Geschmacksverstärkern versehen.

Paranüsse

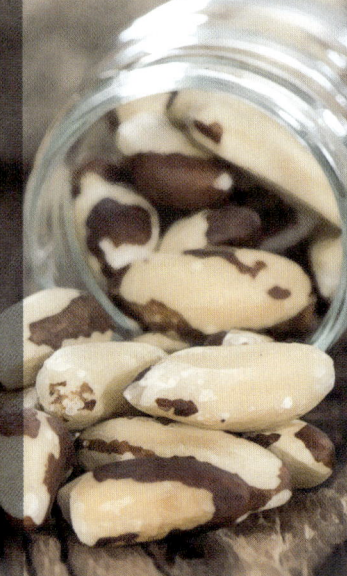

Paranüsse sind ausgezeichnete Selen-Lieferanten. Dieses essentielle Spurenelement hat eine ähnliche Funktion wie Vitamin E. So stärkt es die Abwehrkräfte und das Immunsystem. Selen liefert wichtige Antioxidantien, die den Körper vor freien Radikalen schützen und es ist von essentieller Bedeutung für die Funktion unserer Schilddrüse. Daher ist Selen auch Bestandteil vieler Nahrungsergänzungsmittel.

Chiasamen haben einen sehr hohen Gehalt an Antioxidantien, Kalzium, Kalium, Eisen, Eiweiß, Omega-6- und Omega-3-Fettsäuren. Zusätzlich liefern Chia-Samen das Spurenelement Bor, das die Aufnahme von Kalzium im Körper unterstützt. Hanf enthält neben Antioxidantien besonders viel Vitamin E und B. Hanfsamen bestehen zudem zu über 20 Prozent aus reinem Protein in Form aller essentieller Aminosäuren, die unser Organismus braucht, um daraus körpereigenes Eiweiß aufzubauen. Als einzige Pflanze weist Hanf das optimale Omega-Fettsäuren-Verhältnis auf.

FREIE RADIKALE

Umwelteinflüsse, ungesunde Ernährung und Suchtmittel wie Alkohol oder Nikotin fördern die Entstehung von freien Radikalen. Das sind chemisch ungebundene Sauerstoffatome, die unsere Zellen angreifen, sie schädigen und somit zu Krankheiten der zugehörigen Organe bis hin zu Entartungen der Zellen führen können. Antioxidantien fangen freie Radikale ab und können so einen Schutz vor freien Radikalen bieten.

Kräuter & Gewürze

Kräuter verfeinern jedes Gericht und dürfen natürlich auch in der Paleo-Ernährung nicht fehlen. Sie sorgen dabei nicht nur für die Geschmacksvielfalt unserer Gerichte, sondern liefern uns zusätzlich auch jede Menge wichtige Nährstoffe. Unsere heutigen »Küchenkräuter« fanden erst spät ihren Weg in unsere Töpfe und Pfannen. Früher wurden sie hauptsächlich für medizinische Zwecke genutzt. Das können wir uns auch heutzutage zunutze machen und mit ihnen nach Belieben unsere Speisen verfeinern und anreichern. Dies gilt auch für die Gewürze: Auch sie kommen unserer Gesundheit zugute und machen unsere Nahrung bekömmlicher. Und das Beste daran ist: Einige haben sogar antibakterielle Effekte.

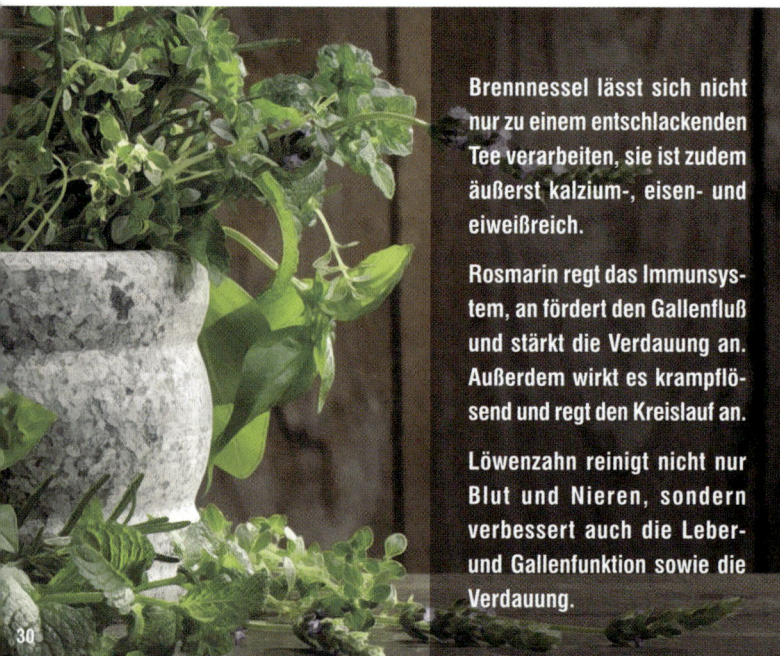

Brennnessel lässt sich nicht nur zu einem entschlackenden Tee verarbeiten, sie ist zudem äußerst kalzium-, eisen- und eiweißreich.

Rosmarin regt das Immunsystem, an fördert den Gallenfluß und stärkt die Verdauung an. Außerdem wirkt es krampflösend und regt den Kreislauf an.

Löwenzahn reinigt nicht nur Blut und Nieren, sondern verbessert auch die Leber- und Gallenfunktion sowie die Verdauung.

Kurkuma ist ein echtes Multitalent: Es bekämpft nicht nur Viren und Bakterien, sondern hat zudem auch entzündungshemmende Eigenschaften. Es wird in der Schulmedizin erfolgreich bei den verschiedensten Krankheiten eingesetzt.

Chili schützt Gefäße und Blut, wirkt einem hohen Cholesterinspiegel entgegen und reduziert damit auch Ablagerungen (Plaques) in den Blutgefäßen.

Kümmel ist ein Superstar, wenn es um seine Nährstoffdichte geht: Reich an Omega-3- und Omega-6-Fettsäuren sowie Proteinen, ist das Gewürz ein ausgezeichneter Ballaststofflieferant.

Zimt wirkt sich regulierend auf den Insulinspiegel aus. Bei süßem Obst lässt sich durch die Zugabe von Zimt der Anstieg des Blutzuckers verringern.

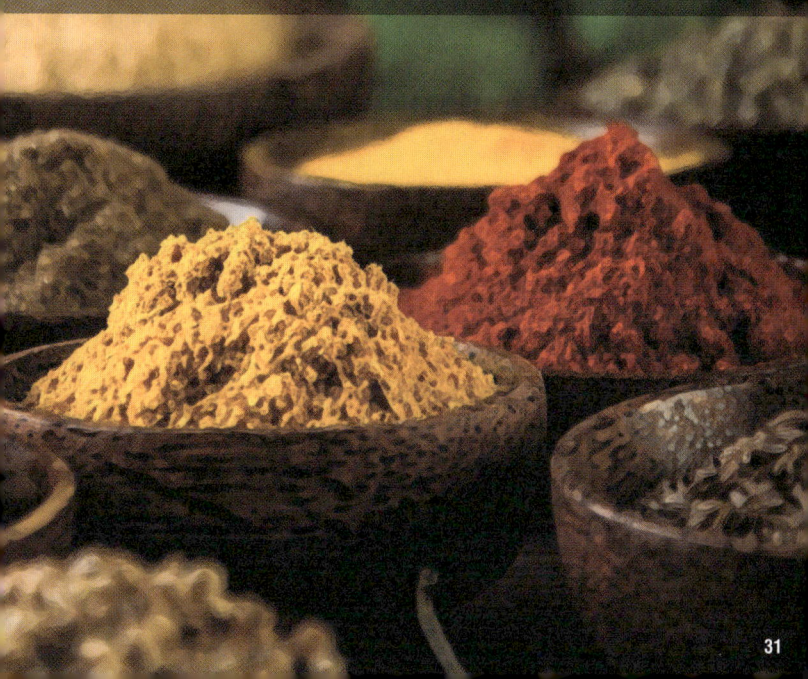

Superfoods

Superfoods verfügen über einen besonders hohen und konzentrierten Anteil an wertvollen Inhaltsstoffen. Da man sie in den meisten Fällen pulverisiert in Form von Nahrungsergänzungsmitteln erhält, gehören sie genau genommen zwar zu den bearbeiteten Lebensmitteln, sind aber eben nicht »verarbeitet«.

Die Mikroalgen Chlorella und Spirulina sowie die wildwachsende Afa-Alge sind in der Lage, Mineralstoffe und Spurenelemente aus ihrer Umgebung herauszufiltern. Das macht sie zu wertvollen Nährstoffspeichern. Gleichzeitig können Algen aber auch Toxine und Schwermetalle aus dem Körper binden und abbauen. So helfen sie uns dabei, unseren Körper zu entgiften. Zudem haben sie einen hohen Anteil an Jod, Eisen und Calcium sowie verschiedene Vitamine (C, E, K, B) und Antioxidantien. Damit nicht genug, sie versorgen uns mit Ballaststoffen, allen essentiellen Aminosäuren und bestehen bis zu 60% aus Proteinen.

Moringa weist einen sehr hohen Nährstoff-, Vitamin- und Mineralstoffgehalt auf. Neben essentiellen Aminosäuren finden sich die Vitamine A, B1, B2, Niacin, B6, Biotin, C, D, E, K sowie die Mineralstoffe Kalzium, Kupfer, Eisen, Kalium, Magnesium und Zink.

Maca liefert Eisen, Jod, Mangan, Phosphor, Schwefel und Zink. Dazu kommen 250 mg Kalzium pro 100 g Macapulver. Es klingt unglaublich, aber Maca enthält nahezu alle Vitamine und essentiellen Aminosäuren. Und wirkt laut Studien ausgleichend auf den weiblichen und männlichen Hormonhaushalt.

Roher Kakao enthält eine Fülle an Vitaminen, Mineralstoffen, Antioxidantien, Ballaststoffen und ungesättigten Fettsäuren. Er steigert die Energie und Konzentration, hebt die Stimmung und wirkt sich positiv auf das Herz-Kreislauf-System aus. Und ein weiterer wichtiger Faktor: Kakao steckt voll Magnesium. Das wiederum baut Stresshormone ab, reguliert den Stoffwechsel und schützt vor Herzinfarkt.

Goji-Beeren liefern alle essentiellen Aminosäuren, dazu die Vitamine A (Beta-Carotin), C, E und B. In den kleinen roten Kraftpaketen stecken 21 wichtige Spurenelemente. Damit sind sie unseren heimischen Früchen deutlich überlegen.

Die Açaí-Beere verfügt über eine enorme Nährstoffdichte und versorgt uns mit den gesunden Omega-3-, 6- und 9-Fettsäuren. Dazu kommen lebenswichtige Mineralien: Kalzium, Kalium, Phosphor, Magnesium, Zink und Kupfer, eine Vielzahl an Vitaminen (A, B1, B2, B3, C, E) sowie Ballaststoffe und wertvolle sekundäre Pflanzenstoffe. Studien belegen die entzündungshemmende Wirkung der Açaí-Beere sowie deren positive Effekte auf unsere Blutgefäße und die Cholesterinwerte.

Weizengras und Gerstengras sind die Lösung, wenn es darum geht, in den Wintermonaten die erforderliche Menge »Grünzeug« zu bekommen. Denn ein Topf Gerstengras ist innerhalb von drei Wochen in jeder Küche und auf jedem Balkon gezogen. Die Gräser bestehen zu 20-25 Prozent aus hochwertigen Proteinen, liefern uns Ballaststoffe und enthalten erhebliche Mengen des für seine Heilkraft bekannten »grünen Sonnenlichts« Chlorophyll.

Hülsenfrüchte & Kartoffeln

Hülsenfrüchte weisen eine sehr große Nährstoff- aber nur eine geringe Energiedichte auf. Im Klartext: Sie sind kalorienarme, gesunde Sattmacher, die uns mit einer Vielzahl lebensnotwendiger Nährstoffe wie hochwertigem Eiweiß, Kohlenhydraten und Vitamin B1 versorgen. Und genau das macht sie für Veganer zu einem so wertvollen Nahrungsmittel. Ähnlich verhält es sich mit Kartoffeln. Sie sind nicht nur gesund und vielseitig einsetzbar. Sie genießen auch zu Recht den Ruf als kleine kulinarische Köstlichkeiten und als gute Kohlenhydrat- und Energiequelle.

In der ursprünglichen Paleo-Ernährung sind Hülsenfrüchte und Kartoffeln eigentlich nicht vorgesehen. Das hatte einen einfachen Grund: Vor der Entdeckung des Feuers konnten sie nicht zubereitet werden – und im rohen Zustand sind sie meist ungenießbar.

Da unsere Vorfahren offenbar auch ohne diese Nahrungsmittel klargekommen sind, ist es eigentlich nur eine logische Schlussfolgerung, dass auch wir ohne diese Lebensmittelgruppe auskommen können. Hülsenfrüchte sind jedoch reich an Proteinen und stellen somit im modernen Paleo – auch Paleo 2.0 genannt – eine wertvolle Nährstoffquelle dar, die wir natürlich nutzen können. Das gilt genauso für die Kartoffel als besonders hochwertigen Energielieferanten.

Wir haben also die Wahl, für welche Paleo-Variante wir uns entscheiden – ob für die ursprüngliche Form, mit einem entsprechend hohen Anteil an Rohkost oder für die moderne des Paleo 2.0, die Hülsenfrüchte und Kartoffeln in Maßen erlaubt. Auf jeden Fall ist veganes Paleo der Weg zu einer gesunden und ausgewogenen, dabei aber auch gleichzeitig zeitgemäßen und nachhaltigen Ernährung.

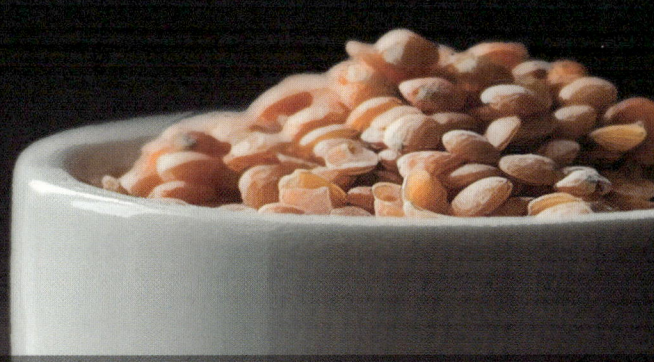

Hülsenfrüchte richtig essen

Hülsenfrüchte enthalten natürliche Pflanzenschutzmittel, die soge-
nannten Lektine, die sich an fast alle Zellen unseres Körpers heften.
Forscher haben entdeckt, dass Lektine allergische Reaktionen, aber
auch Karies und entzündliche Darmerkrankungen verursachen können.
Aber: Einweichen, Keimen und Fermentieren reduziert die Toxine der
Hülsenfrüchte und Kochen zerstört Lektine sogar vollständig. Wer
also nicht auf Bohnen, Linsen, Kichererbsen & Co. verzichten möchte,
kann sich ganz leicht helfen: Getrocknete Hülsenfrüchte werden über
Nacht eingeweicht und anschließend für ein paar Stunden gegart. So
zerstören wir die Lektine, während die Nährstoffe aktiviert werden.

Quinoa, Linsen, Bohnen und Kichererbsen sowie Wildreis sind für Athleten,
die einen höheren Energieverbrauch haben, eine ideale Aufbaunahrung. Und
das gilt natürlich auch für alle, die schwere körperliche Arbeit verrichten.

Hochwertige Lebensmittel für unsere tägliche vegane Paleo-Ernährung:

- Alle Gemüse- & Wurzelsorten
- Salat
- Pilze
- Kräuter & Gewürze
- Obstsorten mit geringem Fruktosegehalt
- Superfoods

- Hochwertige Fette & kaltgepresste Öle in Bio-Qualität
- Wasser, Mineralwasser, Kräutertee, Bio-Kaffee & Pflanzenmilch (frei von Getreide und Zusätzen)

Lebensmittel, die in Maßen, aber regelmäßig auf dem Speiseplan stehen sollten:

- Früchte mit höherem Fruktosegehalt
- Trockenobst

- Nüsse & Samen
- Hülsenfrüchte & Kartoffeln

Lebensmittel, die die vegane Paleo-Ernährung nicht vorsieht:

- Fleisch & Fisch sowie ihre Ersatzprodukte auf Soja- bzw. Weizeneiweißbasis (Seitan)
- Eier
- Milchprodukte

- Getreideprodukte
- Honig, Zucker & künstliche Süßstoffe
- Fertigprodukte
- Raffinierte Pflanzenöle & Fette

Selbstverständlich dürfen natürlich verarbeitete Lebensmittel, wie Pesto, Senf, Apfelessig oder Ahornsirup auch weiterhin auf unserem Speiseplan stehen. Allerdings sollten wir dabei Wert auf höchste Bio- bzw. Rohkostqualität legen.

Was nehme ich aber für …?

Der Vorsatz, die eigenen Ernährungsgewohnheiten umzustellen, ist schnell gefasst. Doch dann stellt sich die Frage: Was nehme ich stattdessen…? Nicht immer möchten wir uns nur an Rezepte halten. Individuell, vielfältig und köstlich soll unser Essen langfristig ja auch ohne Bücher sein. Viele gewohnte Lebensmittel lassen sich leicht durch »Paleo-Alternativen« austauschen.

- Kokosöl ersetzt Pflanzenöle aller Art.
- Kokos- und Mandelmilch ersetzen problemlos Sojamilch, sowohl im Geschmack als auch in ihrer Konsistenz.
- Eine leckere Alternative zur herkömmlichen Pasta stellen in dünne Streifen geschnittene Zucchini sowie der Spaghettikürbis dar.
- Blumenkohl, klein gehackt oder geraspelt, ist ein guter Reisersatz.
- Avocado anstatt Mayonnaise: Die gesunde Alternative zu herkömmlicher Mayonnaise – Avocado.
- Kokosjoghurt: Rein pflanzlicher Joghurt ist eine tolle Alternative zu Milchprodukten.
- Ersatz für Brötchen oder Weizenwrap: Radicchio, Römer- und Eisbergsalatblätter oder gekochte Kohlblätter.
- Kokos-, Kastanien- und Mandelmehl anstatt Getreidemehl.
- Anstatt Zucker süßen Ahornsirup und Stevia sowohl Getränke als auch Desserts.
- Kokosessig ersetzt Sojasauce.
- Mandel- und Cashewmus anstatt Sojamargarine oder Erdnussbutter.
- Pilze, Auberginen und Sellerie sind ein leichter, gesunder Ersatz zu Fleischalternativen auf Soja- oder Weizenbasis.

»Während ich esse, höre ich auf meinen Körper.«

Louise Hay

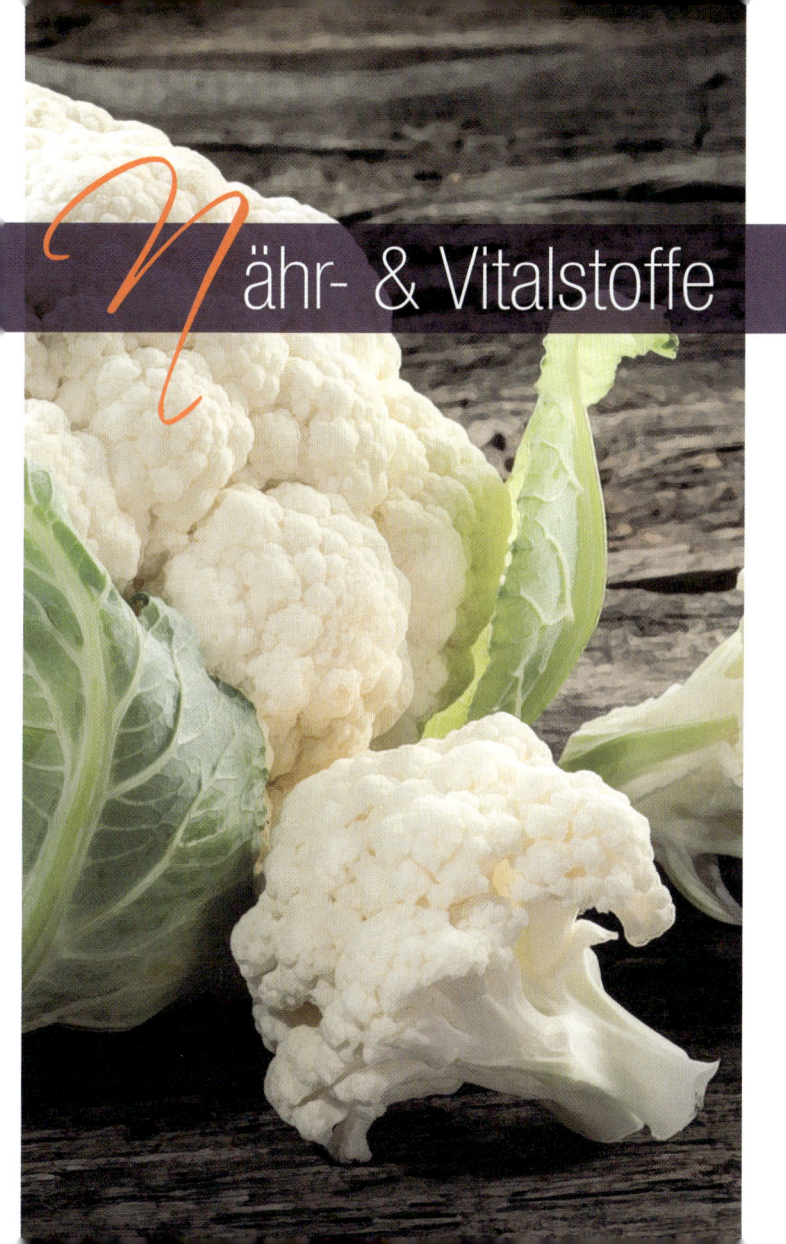

Nähr- & Vitalstoffe

Nährstoffmangelerscheinungen

Wer kennt das nicht: Kaum eine Familienfeier oder Party, auf der man nicht von Verwandten, Freunden oder Bekannten zu möglichen Ernährugnsdefiziten angesprochen wird. Die Wahrscheinlichkeit ist groß, dass man als Paleo-Veganer auf noch mehr Unverständnis stößt. Denn oft gilt Fleisch in der ursprünglichen Paleo-Ernährung als wertvollste Quelle für Vitamine, Mineralstoffe – und vor allem für hochwertiges Eiweiß.

Vor allem die Protein-Frage gehört zu den absoluten Klassikern. Vielen Menschen ist es gar nicht bewusst, dass jedes Gemüse größtenteils aus Proteinen besteht bzw. Aminosäuren enthält, aus denen der Körper das benötigte Eiweiß selbst bilden kann. Auch beim Stichwort Kalziumversorgung denken viele sofort an Milch, Käse, Quark und Co. Doch kalziumreiche Lebensmittel gibt es auch im Pflanzenreich. In erster Linie gilt: Jede Ernährungsform ist immer so gut wie ihre Umsetzung. So sollten immer Ausgewogenheit, Vielfältigkeit und Qualität der Nahrungsmittel im Vordergrund stehen, ansonsten kann es bei jeder Ernährungsform früher oder später zu Vitalstoff-Defiziten kommen. Einer der häufigsten ist Eisenmangel. Der Körper kann das Spurenelement aus tierischen Produkten zwar besser aufnehmen, was aber nicht bedeutet, dass eine pflanzliche Ernährung für den Eisenmangel verantwortlich ist. Vielmehr weisen weltweit etwa 30 Prozent, also zwei Milliarden ein Defizit auf – und das gilt sowohl für Pflanzen- wie auch für Fleischesser. Daher empfiehlt es sich, von Zeit zu Zeit die Blutwerte checken zu lassen.

Eine ausgewogene vegane Ernährung, die größtenteils auf Gemüse basiert, versorgt den Körper grundsätzlich zunächst einmal mit allen wichtigen Vitalstoffen. Entscheidend ist dabei die Qualität der Nahrung sowie die Funktion unserer Organe.

Wer sportlich sehr aktiv ist oder häufig unter Stress steht, sollte darauf achten, genügend Magnesium zu sich zu nehmen. Magnesium stärkt die Nerven, baut schädliche Stresshormone ab und fördert den Schlaf. Zudem ist es am Muskelaufbau beteiligt und erhöht die Leistungsfähigkeit. Magnesiumreiche Nahrung: Avocado, Bananen, Grünkohl und Nüsse.

Eiweiß

Wenn man nicht plant, langfristig in der Wüste oder in der Arktis zu leben, unter Anorexie leidet oder Bodybuilding betreibt, braucht man sich über Eiweiß-Mangel als Paleo-Veganer keine Sorgen zu machen – solange wir regelmäßig grünes Gemüse und Samen verzehren. Für einen zusätzlichen Proteinkick sorgen Mikroalgen oder aminosäurereiche Superfoods. Und schon ist die Versorgung unseres Körpers mit hochwertigem Eiweiß sichergestellt.

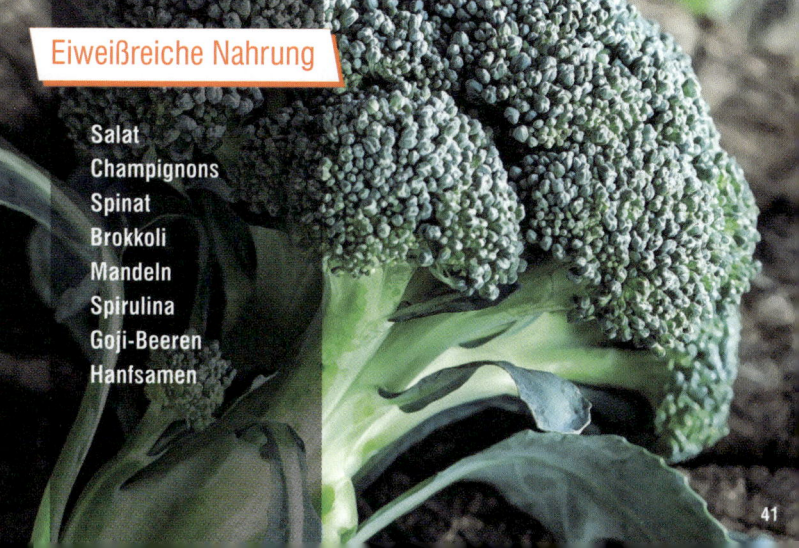

Eiweißreiche Nahrung

Salat
Champignons
Spinat
Brokkoli
Mandeln
Spirulina
Goji-Beeren
Hanfsamen

Kalzium

Eine ausreichende Kalziumversorgung ist wichtig für die Stablität unserer Knochen und Zähne. Ideale Quellen sind Brokkoli, Chinakohl, grünes Blattgemüse und Nüsse. Aber: Unser Körper benötigt unbedingt das Sonnenvitamin D, um Kalzium aus dem Darm aufnehmen und in die Knochen einbauen zu können. Deshalb ist es wichtig, täglich mindestens 30 Minuten bei Tageslicht an die frische Luft zu gehen. Dann kann die Haut viel Vitamin D bilden. Um einen Kalziummangel zu vermeiden, helfen mitunter nur spezielle Vitalstoff-Präparate. Eine Blutuntersuchung zeigt, ob unsere Werte in Ordnung sind. Auch das Vitamin K2 ist im Zusammenhang mit Kalzium äußerst wichtig, so sorgt es dafür, dass das Kalzium in den Knochen bleibt und sich nicht in den Blutgefäßen ablagert. Rohes Sauerkraut ist eine gute pflanzliche Quelle für diesen Vitalstoff.

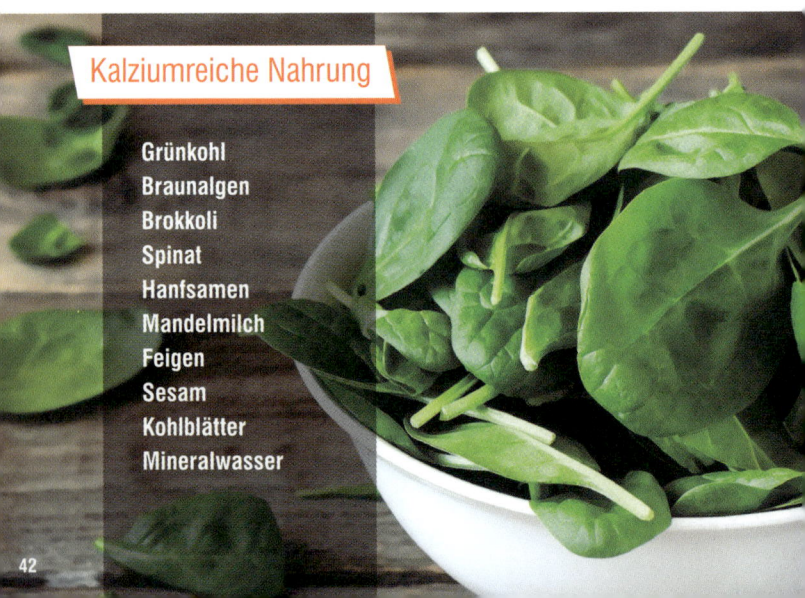

Kalziumreiche Nahrung

Grünkohl
Braunalgen
Brokkoli
Spinat
Hanfsamen
Mandelmilch
Feigen
Sesam
Kohlblätter
Mineralwasser

Der Darm

Eine gesunde Ernährung allein nützt wenig, wenn die Darmflora nicht ausgeglichen ist. Denn letztere wirkt sich nicht nur auf unser Immunsystem aus, sondern ist vor allem auch an der Verstoffwechslung unserer Lebensmittel und somit an der optimalen Nährstoffverwertung beteiligt. Dazu muss man wissen, dass im Darm mehr als 400 verschiedene Bakterienstämme leben. Diese Milliarden unterschiedlicher Mikroorganismen bilden die Darmflora. Sie leben in enger Symbiose mit uns und sind von entscheidender Bedeutung für unsere Gesundheit.

Mit der veganen Paleo-Ernährung schaffen wir die wichtigsten Voraussetzungen für eine gesunde Darmflora und damit für unsere Gesundheit: glutenfreie Kost, der Verzicht auf Milchprodukte und einen hoher Anteil ballaststoffreicher Nahrung. Aber auch die Lebensart der Steinzeit wirkt sich positiv auf den Darm aus: So hatten unsere Vorfahren immer ausreichend Bewegung, ihren Flüssigkeitsbedarf deckten sie mit Wasser und Süße stammte aus Früchten.

Körperliche Aktivitäten unterstützen die Verdauung. Eine ausreichende Flüssigkeitszufuhr von zwei bis drei Litern Wasser (alternativ ungesüßter Kräutertee) täglich, hilft dem Darm bei seiner Arbeit. Aber auch andere Organe sowie unser Herz-Kreislauf-System profitieren: Dadurch wird die Ausleitung von Gift- und Schadstoffen aus dem Körper unterstützt, was wiederum den Darm entlastet. Zuckerhaltige Nahrungsmittel und Getränke stellen hingegen eine große Belastung für die Darmflora dar, denn Zucker dient Pilzen und Parasiten als Nahrung. Doch auch Medikamente, Umweltgifte und Zusatzstoffe aus industriell verarbeiteten Nahrungsmitteln können die Darmflora langfristig schädigen. Gerade bei längerer Einnahme von Arzneien und nach jeder Antibiotika-Therapie kann eine Darmsanierung überaus sinnvoll sein. Hilfreich ist aber auf jeden Fall die regelmäßige Einnahme von Probiotika oder Heilerde.

Eisen

Eisen kommt im Organismus im roten Blutfarbstoff, im Muskeleiweiß sowie in zahlreichen Enzymen vor. Es ist verantwortlich für den Sauerstofftransport in unseren Blutgefäßen. Zudem spielt das Spurenelement eine wichtige Rolle bei der Energiegewinnung und ist an der Produktion wichtiger Stoffe beteiligt. Die Aufnahme des Vitalstoffs hängt stark von der Bioverfügbarkeit des Eisens im jeweiligen Lebensmittel ab, sprich, wie gut der Körper den Nährstoff aufnehmen und verwerten kann. Um die Bioverfügbarkeit des Eisens in pflanzlicher Nahrung zu erhöhen, empfiehlt es sich auf Kaffee, Alkohol und schwarzen Tee 30 Minuten vor und nach der Mahlzeit zu verzichten. Zudem kann bereits eine kleine Menge an Vitamin C die Eisenaufnahme um ein Vierfaches steigern. So empfiehlt es sich, eisenreiche Nahrung mit Vitamin-C-reichem Gemüse oder Obst zu kombinieren.

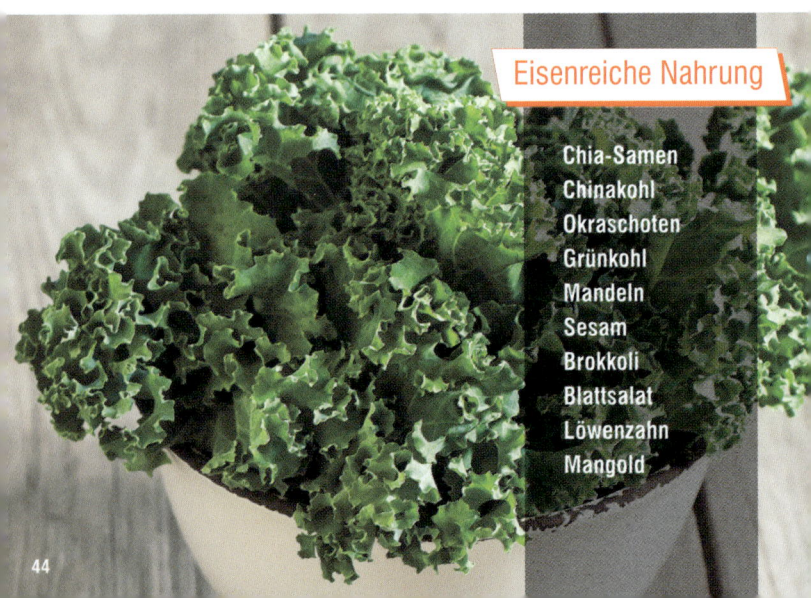

Eisenreiche Nahrung

Chia-Samen
Chinakohl
Okraschoten
Grünkohl
Mandeln
Sesam
Brokkoli
Blattsalat
Löwenzahn
Mangold

Vitamin B12

Wir benötigen zwar nur geringe Mengen an Vitamin B12, trotzdem ist es an vielen wichtigen Prozessen in unserem Organismus beteiligt. So ist der Vitalstoff unentbehrlich für unsere Blutbildung. Außerdem ist Vitamin B12 von entscheidender Bedeutung für unser Nervensystem und für unser Gehirn. Zudem hat es eine schützende Wirkung für unser Herz-Kreislauf-System und beugt Arteriosklerose vor.

Ein Vitamin B12-Mangel macht sich häufig erst spät bemerkbar. Welche Maßnahmen man ergreifen kann, um sich vor einem Defizit zu schützen, ist ein viel diskutiertes Thema. Nach dem heutigen Stand der Wissenschaft geht man davon aus, dass Vitamin-B12 ausschließlich von Mikroorganismen gebildet wird – niemals jedoch von Pflanzen. Auf der Oberfläche unbehandelter oder wildwachsender Pflanzen befinden sich Vitamin-B12-bildende Mikroorganismen. Da wir heute kaum Obst und Gemüse konsumieren, das nicht synthetisch gedüngt wurde, ernähren wir uns hauptsächlich von Pflanzen, die arm an diesen Mikroorganismen sind und uns somit nicht entsprechend mit diesen Vitamin B12-bildenden Bakterien versorgen können. Hinzu kommt, dass wir heute auch biologisch angebaute Lebensmittel meist akribisch reinigen und so die besagten Mikroorganismen entfernt werden.

Afa-, Spirulina- und Chlorella-Algen sowie Sprossen wird eine besondere Bedeutung in Bezug auf die Versorgung mit B-Vitaminen beigemessen. Inwieweit sie aber tatsächlich die ausreichende Versorgung mit dem Vitalstoff sicherstellen können, lässt sich durch Studien bislang nicht eindeutig belegen. Durch eine Überprüfung der Blutwerte kann der Arzt jedoch feststellen, ob eventuell ein Defizit vorliegt. Ist das der Fall, sorgen entsprechende Nahrungsergänzungsmittel für rasche Abhilfe.

»Ich bin voller Dankbarkeit für dieses wundervolle Essen.«

Louise Hay

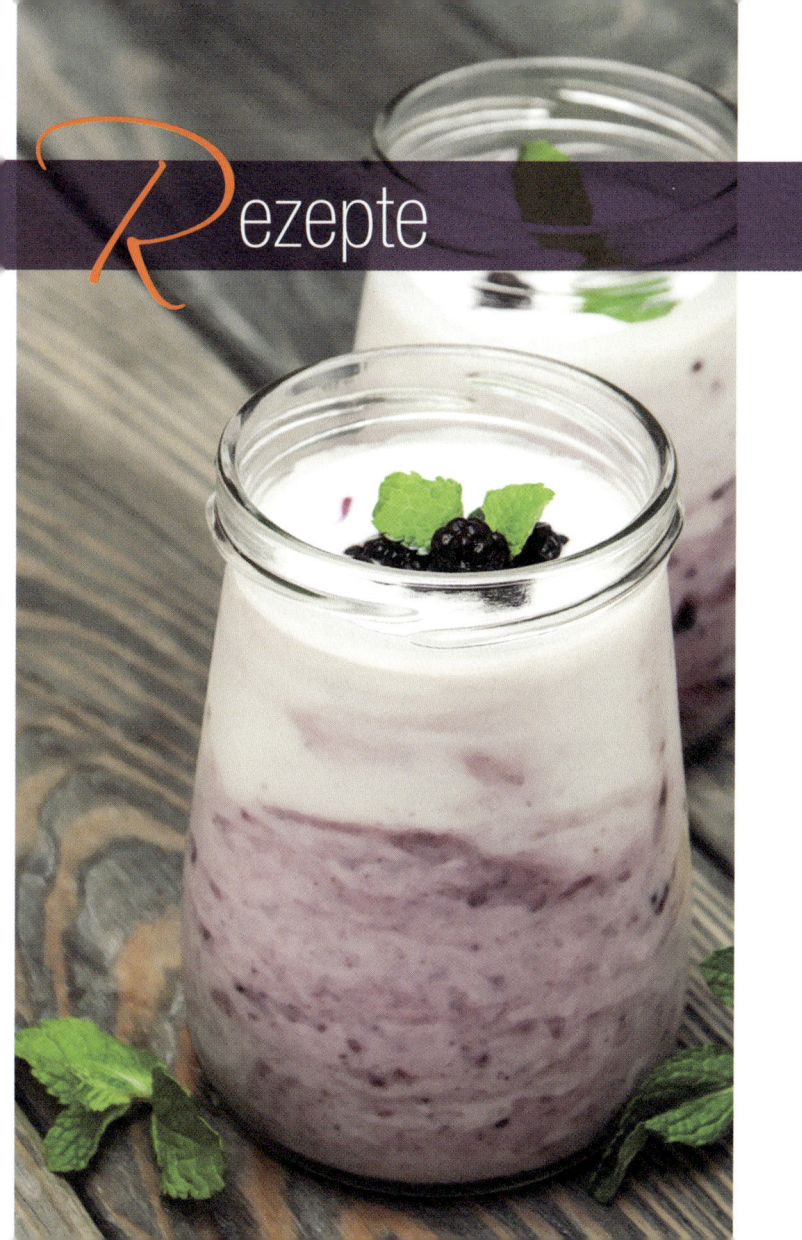

Kokosnuss-Joghurt mit Brombeeren

Zutaten für 4 Personen:

Für den Joghurt: 600 g frisches Fruchtfleisch von der Kokosnuss | Saft von 1 Zitrone | Optional: 1 TL Kokosmus und/oder Kokosöl (wer es cremig mag) ½ TL Vanillepulver oder 1 Tropfen Vanilleextrakt als Geschmacksvariation Außerdem: 400 g frische Brombeeren | 1-2 Msp Zimt | frische Minze zum Garnieren

Zubereitung:

Mixe alle Zutaten für den Joghurt in einem Hochleistungsmixer bis sie richtig cremig sind und stelle die fertige Masse über Nacht in den Kühlschrank. Am Morgen die Hälfte der Beeren mit der Hälfte des Joghurts noch einmal ganz kurz in den Mixer geben, bis sich die Masse leicht lila färbt. Anschließend in Gläser füllen, mit dem restlichen Kokosjoghurt und den Brombeeren toppen. Zum Schluss den Zimt über den Joghurt stäuben und mit der Minze garnieren (siehe Seite 47).

Die gute Nachricht für Frühstücksmuffel: Dass das Frühstück die wichtigste Mahlzeit des Tages ist, mag für diejenigen stimmen, die schon mit großem Appetit aufwachen. Es gibt allerdings auch viele Menschen, die morgens gut auf ein reichhaltiges Frühstück verzichten können. Wer in den ersten zwei bis drei Stunden nach dem Aufwachen keinen Hunger verspürt, muss auch nichts essen. Unsere Vorfahren in der Steinzeit waren wohl auch eher selten in der glücklichen Situation, dass sie nur die Augen zu öffnen brauchten, um sich der ersten Nahrungsaufnahme widmen zu können.

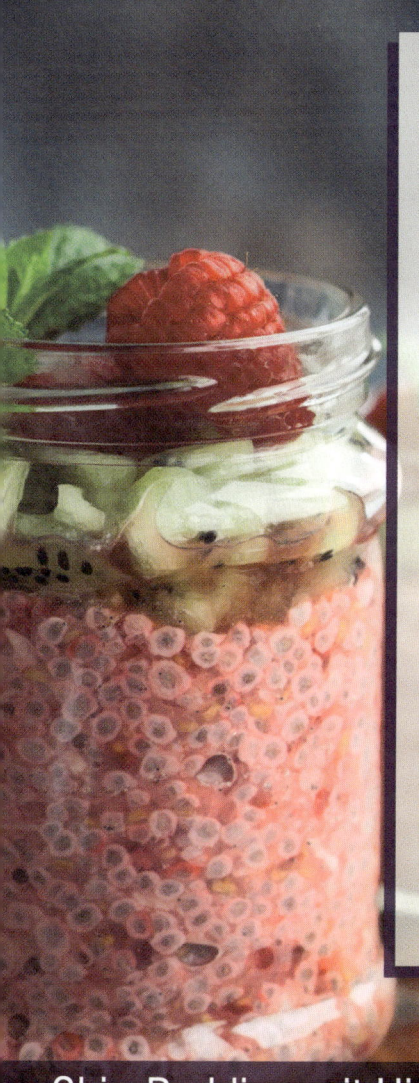

Zutaten für 4 Personen:

Für den Chia-Pudding: 12 EL Chia-Samen | 800 ml Pflanzenmilch (z.B. Kokos-, Mandel-, Cashewmilch etc.)
½ TL Zimt | 1 TL Vanille
Außerdem: 250 g frische Himbeeren
2 Kiwis | frische Minze

Zubereitung:

Die Zutaten für den Chia-Pudding in eine Schüssel geben und zu einer gleichmäßigen Masse verrühren. Anschließend den Pudding abdecken und ca. 1 Stunde kühl stellen. Die Beeren und die Minze waschen und trocken tupfen. Die Minze (bis auf ein paar Blatt für die Dekoration) in feine Streifen schneiden und unter die Himbeeren mischen. Die Kiwis schälen und würfeln. Dann zunächst die Kiwiwürfel und anschließend die Himbeer-Minze-Mischung auf dem Pudding verteilen und mit der übrigen Minze garnieren.

Variation: Grob gehackte Nüsse nach Wahl über die Beeren geben!

Chia-Pudding mit Himbeeren, Kiwi und Minze

Wildsalat mit Avocado, Brombeeren und Granatapfel

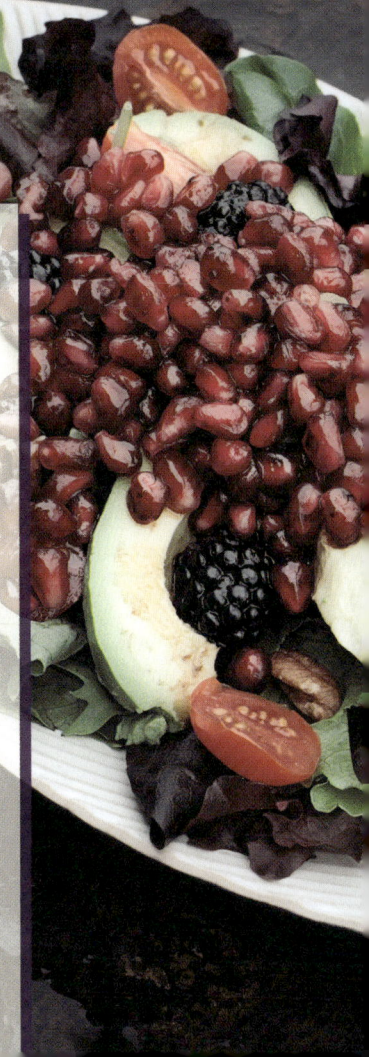

Zutaten für 4 Personen

Für den Salat: 800 g gemischter Wildsalat
2 Avocados | 1 Granatapfel | 200 g Brombeeren | 400 g Kirschtomaten | 100 g
Pekannüsse | Für das Dressing: Saft von
2 Orangen | Saft von ½ Zitrone | ½ Bund
Basilikum | 6 EL Olivenöl | Salz | Pfeffer

Zubereitung:

Die Salatblätter waschen, putzen und klein
zupfen. Die Tomaten waschen und halbieren.
Für das Dressing alle Zutaten in einem Mixer
gut vermischen. Das Basilikum darf ruhig
noch etwas grob sein. Das Dressing mit
den Zutaten vermengen und kräftig mit Salz
und Pfeffer abschmecken. Anschließend die
Brombeeren untermischen. Die Avocados
schälen, halbieren, Kern herausnehmen
und in Scheiben schneiden. Den Salat auf
Tellern anrichten und die Avocadoscheiben
darauf geben. Die Kerne mit einem Esslöffel
aus dem Granatapfel schälen und mit den
Pekannüssen über den Salat streuen.

Zutaten für 4 Personen

400 g Rotkohl | 400 g Weißkohl | 3 cm frischer Ingwer | 4 EL Olivenöl
Saft von 2 Zitronen | 2 große Datteln | Dill, Schnittlauch, Estragon, glatte
Petersilie, Koriander oder andere frische Kräuter | Salz | Pfeffer

Zubereitung

Für das Dressing werden zunächst die Kräuter gewaschen, trocken getupft
und fein gehackt. Die Datteln ebenfalls in kleine Stücke schneiden und
zusammen mit dem Olivenöl, dem Zitronensaft, dem feingeriebenen Ingwer
in den Mixer geben, bis eine homogene Masse entsteht. Nun die Hälfte der
gehackten Kräuter hinzufügen und kurz weitermixen. Mit Salz und Pfeffer
abschmecken. Rotkohl und Weißkohl werden in feine Streifen geschnitten
und in einer Schüssel miteinander vermischt. Das Dressing darübergeben
und die restlichen Kräuter unterheben. Den Salat eine halbe Stunde ziehen
lassen, dann schmeckt er noch kräftiger.

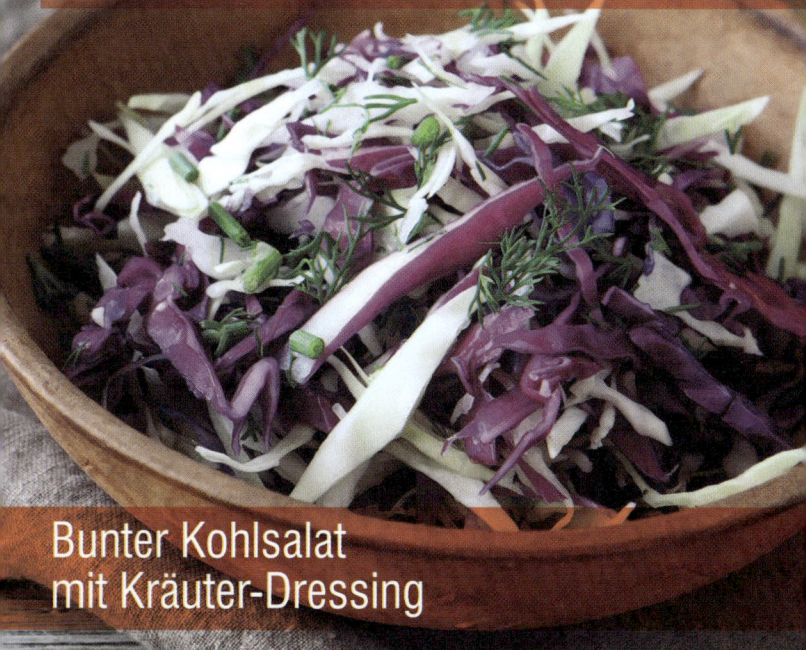

Bunter Kohlsalat
mit Kräuter-Dressing

Kokos-Kürbissuppe
mit Rosmarin und Salbei

Zutaten für 4 Personen:

850 g (netto) Hokkaidokürbisfleisch | 600 g Möhren
1 Liter Gemüsebrühe | 500 ml Kokosmilch
1 mittelgroße Zwiebel | 5 cm Ingwer, fein gerieben
2 EL Kokosöl | 1-2 TL Currypulver | Saft von
1 Zitrone | Salz | Pfeffer | Rosmarin & Salbei
zum Garnieren

Zubereitung

Den Kürbis, die Möhren, den Ingwer und die
Zwiebel schälen und würfeln. Das Kokosöl in
einem großen Topf erhitzen und zuerst Zwiebel
und Currypulver hinzugeben und ca. 1 Minute
unter ständigem Rühren andünsten. Das Gemüse
dazugeben und unter ständigem Rühren noch ca.
2 Minuten weiterdünsten. Anschließend mit der
Brühe aufgießen und in etwa 15-20 Minuten weich
kochen. Die Kokosmilch unterrühren und noch heiß
pürieren, bis eine sämige Konsistenz entsteht. Mit
Salz, Pfeffer und Zitronensaft kräftig abschmecken
und noch mal erwärmen. Nach Geschmack noch
etwas Currypulver hinzugeben. Die fertige Suppe
in Schüsseln füllen und mit Rosamrin und Salbei
garnieren.

Tipp: Zusätzlich zu Salbei und Rosmarin kann
man auch ein ½ Bund Koriander gehackt über
die fertige Suppe geben.

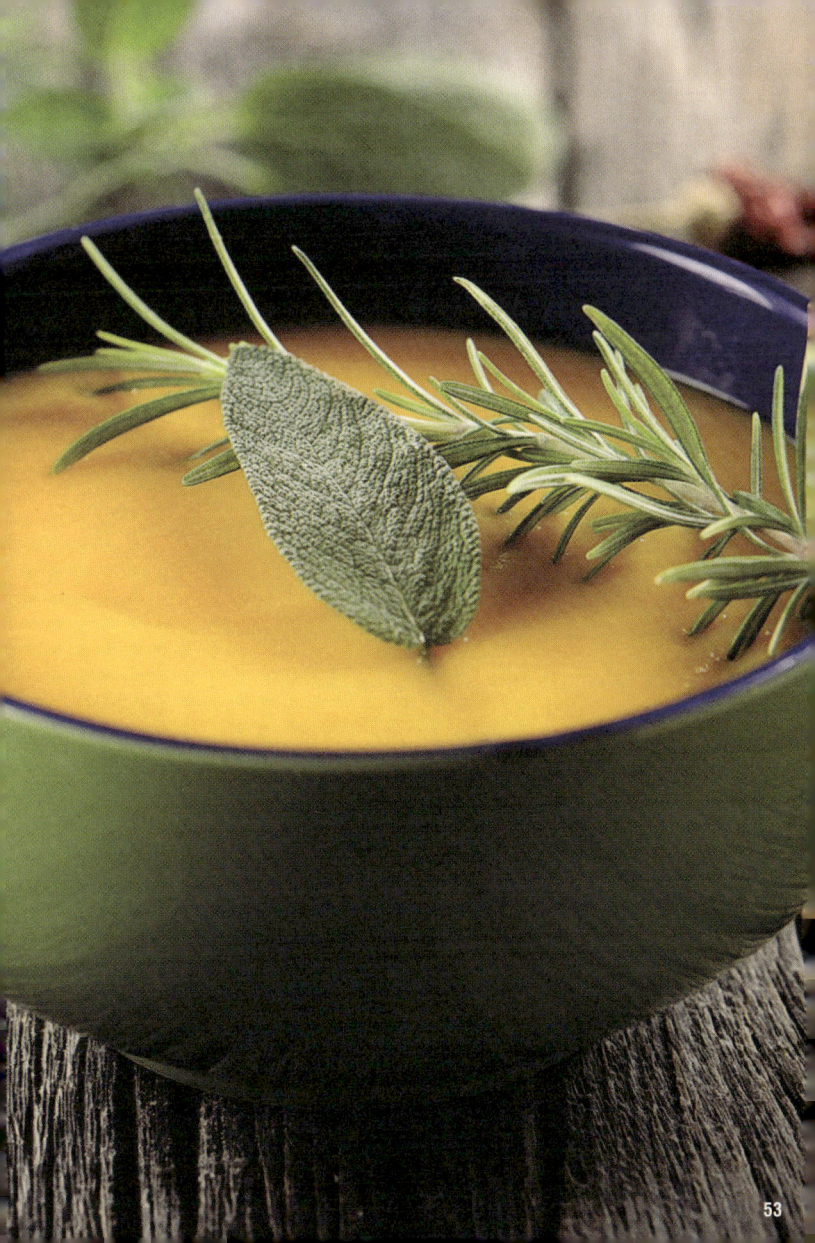

Zutaten für 4 Personen:

4 Avocados | 16 Cherry-Tomaten | 1 große Zwiebel | 2 Knoblauchzehen | Saft von 1 Zitrone | 12 EL Olivenöl | 1 Bund Basilikum | Pfeffer | Salz

Zubereitung:

Die Tomaten und die Zwiebel in kleine Würfel schneiden, den Knoblauch fein hacken und alles zusammen in eine Schüssel geben. Das Basilikum waschen, trocken tupfen und ebenfalls fein hacken. Das Tomaten-Zwiebel-Knoblauch-Gemisch mit Salz und Pfeffer würzen und mit dem Basilikum und 8 EL Olivenöl vermischen. Die Avocados halbieren und den Kern entfernen. Die Avocadohälften mit dem Zitronensaft und dem restlichen Öl beträufeln. Anschließend mit der Schnittfläche nach unten in eine Grillpfanne legen und bei kleiner Hitze ca. 3 Minuten grillen. Aus der Pfanne nehmen, salzen und pfeffern und mit der Tomaten-Salsa füllen.

Tipp: Avocados nicht zu lange und zu heiß zu grillen, sonst werden sie bitter. Wer es gerne pikant mag, kann zusätzlich noch Chiliflocken über das fertige Gericht streuen.

Gegrillte Avocado mit Tomaten-Salsa

Pilzpfanne mit Rosmarin und Zitrone

Zutaten für 4 Personen:

4 EL natives Bio-Olivenöl | 1 kg gemischte Pilze (z.B. Champignons, Steinpilze, Shitakepilze) | 2-3 Schalotten | 1-2 Knoblauchzehen | 2 Zweige frischer Rosmarin | Salz | Pfeffer | Kräuter und Zitrone nach Belieben

Zubereitung:

Die Pilze putzen und in mundgerechte Stücke schneiden. Den Knoblauch fein hacken und die Schalotten in dünne Ringe schneiden. Den Rosmarin putzen, vom Stiel abzupfen und ebenfalls klein hacken. Das Olivenöl in einer großen Pfanne stark erhitzen und die Pilzmischung in die heiße Pfanne geben. Bei hoher Hitze anbraten. Nach 3 Minuten die Schalottenringe, den Rosmarin und den gehackten Knoblauch hinzufügen und gut untermischen. Noch etwa zwei Minuten bei hoher Hitze weiterbraten. Mit Salz und Pfeffer würzen und nach Belieben noch mit feingehackten Kräutern und einem Spritzer frischer Zitrone abschmecken.

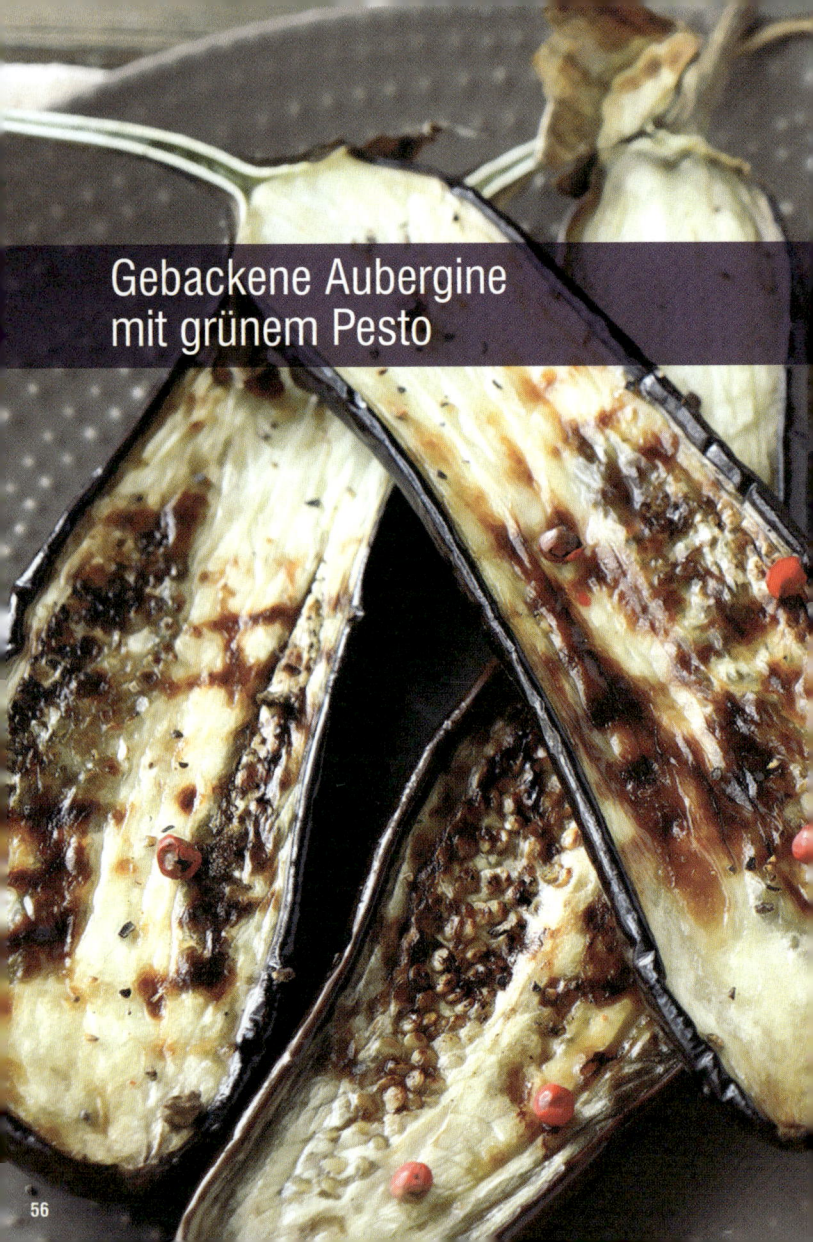

Gebackene Aubergine
mit grünem Pesto

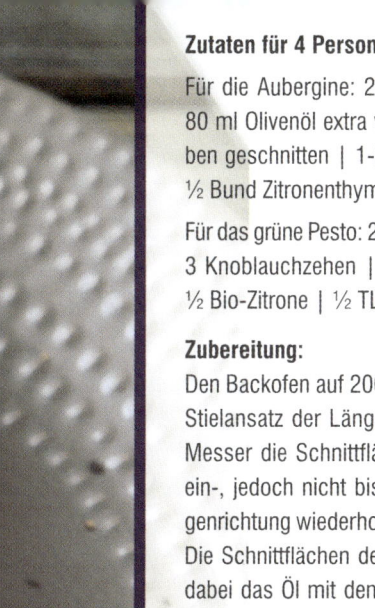

Zutaten für 4 Personen:

Für die Aubergine: 2 große, lange Auberginen (ca. 750 g)
80 ml Olivenöl extra vergine | 3 Knoblauchzehen, in Scheiben geschnitten | 1-2 TL marokkanische Gewürzmischung
½ Bund Zitronenthymian, Blätter abgezupft

Für das grüne Pesto: 250 ml Olivenöl | 80 g frisches Basilikum
3 Knoblauchzehen | 50 g Pinienkerne | Abrieb von einer
½ Bio-Zitrone | ½ TL Meersalz

Zubereitung:

Den Backofen auf 200 Grad vorheizen. Die Auberginen samt Stielansatz der Länge nach halbieren. Mit einem scharfen Messer die Schnittfläche in 1–2 cm Abstand tief diagonal ein-, jedoch nicht bis zur Haut durchschneiden. In die Gegenrichtung wiederholen, sodass ein Rautenmuster entsteht. Die Schnittflächen der Auberginen mit dem Öl bestreichen, dabei das Öl mit dem Pinsel tief in die Einschnitte drücken und die Knoblauchscheiben hinein stecken. Anschließend die Auberginen ordentlich salzen und pfeffern. Zum Abschluss die marrokanische Gewürzmischung und den gezupften Zitronenthymian gleichmäßig darüber streuen. Auf ein Backblech legen und im Backofen 30 Minuten backen. Für das Pesto das Basilikum zupfen, waschen und trocken tupfen. Ein paar schöne Blätter beiseite legen und den Rest in grobe Streifen schneiden. Den Knoblauch schälen und in kleine Stücke hacken. Zusammen mit den Pinienkernen, dem Zitronenabrieb und dem Salz fein pürieren. Bei Bedarf ca. 1 EL Wasser zufügen um die gewünschte Konsistenz zu erhalten. Die Aubergine aus dem Ofen nehmen, nach Geschmack evt. die Knoblauchscheiben entfernen. Dann mit dem Pesto bestreichen und mit dem übrigen Basilikum garnieren.

Zutaten für 4 Personen:

4 Bananen | 4 TL Kokosöl zum Braten | 55 g rohes Kakaopulver
60 g Kokosöl für die Schokolade | 1 Msp Vanillepulver | 1 Msp Salz

Zubereitung:

Zuerst wird die Schokolade zubereitet. Dafür das Kokosöl im Wasserbad schmelzen, bis es flüssig wird. Dann mit dem rohen Kakaopulver, der Vanille und dem Salz vermischen, bis eine sämige Konsistenz entsteht. Falls es zu fest erscheint, ggf. noch etwas Kokosöl dazugeben. Eine Auflaufform mit Backpapier auslegen und die flüssige Schokoladenmasse hineingießen. Dann für mindestens eine Stunde in den Kühlschrank stellen, bis sie fest geworden ist. Wenn die Schokolade fertig ist, die Bananen schälen. Pro Banane 1 El Kokosöl in der Pfanne erhitzen und die Bananen darin von beiden Seiten gold-braun braten. Anschließend auf einem Teller anrichten und die Schokolade über die Banane reiben.

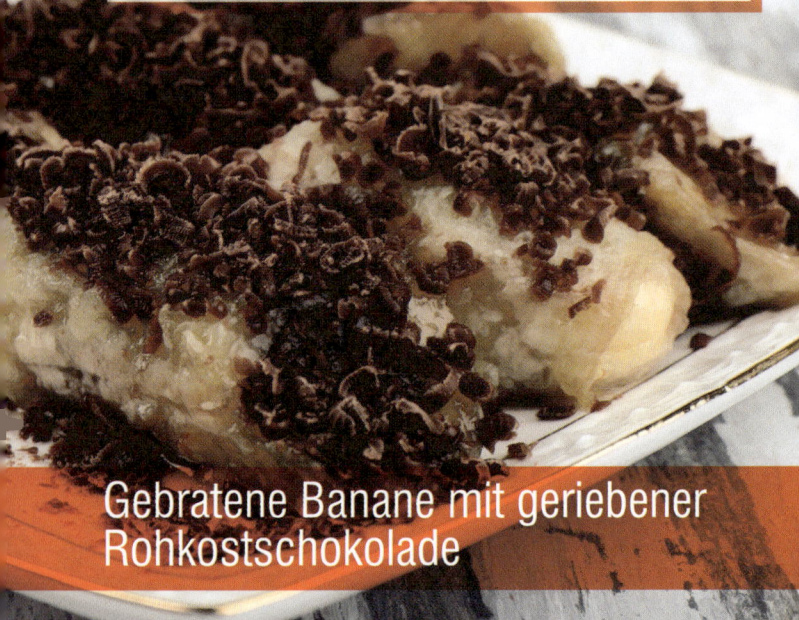

Gebratene Banane mit geriebener Rohkostschokolade

Avocado-Schoko-Mousse mit Himbeeren

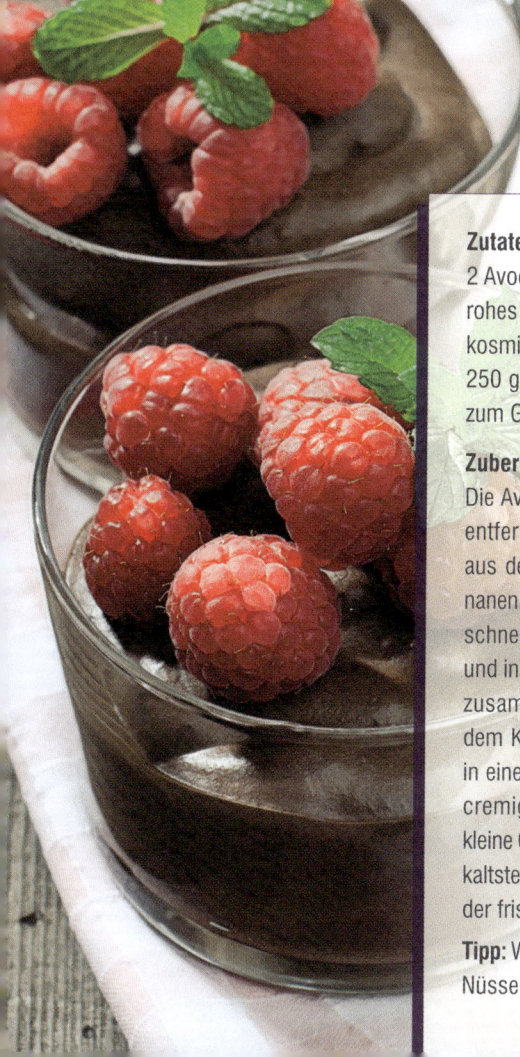

Zutaten für 4 Personen:
2 Avocados | 2 Bananen | 5-6 EL rohes Kakaopulver | 250 ml Kokosmilch | 5 Datteln ½ TL Vanille 250 g Himbeeren | frische Minze zum Garnieren

Zubereitung:
Die Avocados halbieren, den Kern entfernen und das Fruchtfleisch aus der Schale schaben. Die Bananen schälen und in grobe Stücke schneiden. Die Datteln entkernen und in kleine Stücke hacken. Alles zusammen mit der Kokosmilch, dem Kakaopulver, und der Vanille in einen Mixer geben und zu einer cremigen Masse verarbeiten. In kleine Gläser füllen und eine Stunde kaltstellen. Mit den Himbeeren und der frischen Minze servieren

Tipp: Wer mag, kann noch gehackte Nüsse über das Mousse geben.

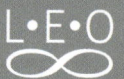

Vegan leben

Viel mehr als ein Ernährungstrend

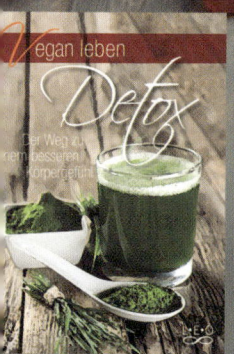

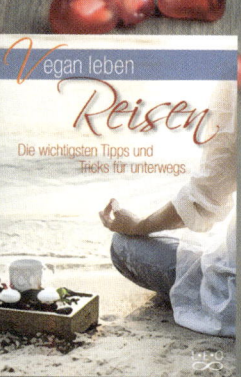

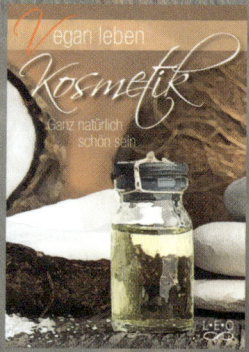

gan leben – Detox I L·E·O Verlag

Vegan leben – Reisen I L·E·O Verlag

Vegan leben – Kosmetik I L·E·O Verlag

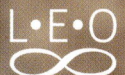

Vegan leben

Ab Herbst 2015

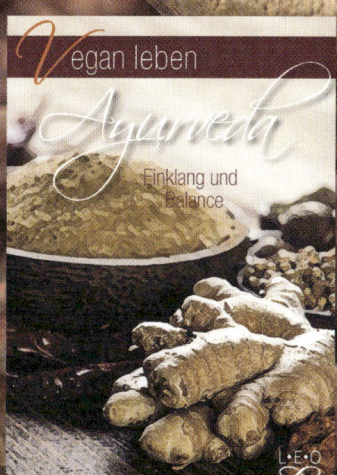

Vegan leben – Ayurveda | L·E·O Verlag

Vegan leben – Superfoods | L·E·O Verlag

„ How not to die ". Book

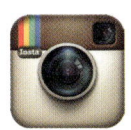

vegan.leben.ratgeber

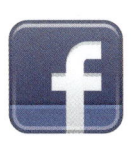

facebook.com/vegan.leben.ratgeber

Mehr über unsere Bücher: www.leoverlag.de